癌 症 病 友 必 讀 之 二

化療期間的家庭護理指南

第三版

Home Care Guide
During Chemotherapy
Third Edition

黃 夷 伍 醫 學 博 士 著
Yiwu Jim Huang, MD, Ph.D

溪流出版社
Fellows Press of America, Inc

Home Care Guide During Chemotherapy
3rd edition By Yiwu Jim Huang

化療期間的家庭護理指南（第三版） 黄夷伍　著

First published in 2024 by Fellows Press of America, Inc. P. O. Box 93, Keller, Texas 76244

ISBN: 1-933447-66-4; 978-1-933447-66-7
Published Date: January, 2024

Web: http://www.fellowspress.com
E-mail: fellowspress@yahoo.com
Tel: (817) 545-9866

Fellows Press of America, Inc.（溪流出版社）出版的一切作品均不代表本社立场。

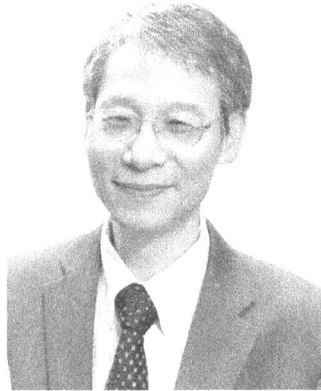

作者簡介

　　黃夷伍醫生，福建醫科大學醫學系本科畢業，中國醫學科學院中國協和醫科大學北京協和醫院內科臨床醫學博士，前德州大學西南醫學院(University of Texas Southwestern Medical Center) 腫瘤免疫學中心講師。通過美國西醫執照考試後，在斯坦登島大學醫院(Staten Island University Hospital)完成內科住院醫生訓練，後畢業於新澤西州立醫科牙科大學羅博屋景森醫學院(University of Medicine and Dentistry of New Jersey Robert Wood Johnson Medical School) 腫瘤內科和血液病專科，現為紐約麥摩尼醫院癌症防治中心（Maimonides Cancer Center）腫瘤內科和血液病專科主診醫生，腫瘤內科和血液病專科醫生培訓項目（Hematology/Oncology Fellowship Training Program）主任，紐約州立大學醫學院（State University of New York Downstate School of Medicine）內科副教授，美國臨床腫瘤學學會和美國血液病學會會員，同時也是福建醫科大學客座教授，福建醫科大學美國校友會前會長。作者長期在美國從事癌症和血液病專科的臨床診治、科研和教學。曾發表許多腫瘤學和血液病的研究論文。2012 年曾出版中文第二版的《癌症病友必讀之二：化療期間的家庭護理指南》以及和施雨合著的第一版《癌症病友必讀：化療藥物指南》，廣受癌症病友和家屬的好評。

前 言

　　化學療法（Chemotherapy）簡稱化療是利用化學藥物來殺死惡性癌細胞、抑制癌細胞生長繁殖或促進癌細胞分化成較良性細胞等的一種治療方式。近年來，它還包括靶向治療（Targeted therapy）和免疫治療（Immunotherapy）。靶向治療是利用最新生物科技篩選出藥物高選擇性地阻斷癌細胞生長信號或抑制和破壞供應癌細胞營養的新生血管，從而抑制癌細胞生長和擴散，這類藥對其它正常組織器官影相對較小。免疫治療則通過藥物或疫苗誘導身體產生抗癌免疫力，消滅癌細胞。這些治療通常是一種全身性治療手段，對原發灶、轉移灶和隱性轉移灶均有治療作用。化療是治療癌症最重要的手段之一。隨著科學的進步和化療水平的提高，通過現代化療，配合其它治療手段，許多癌症病人的病情能得到有效控制，減少痛苦，正常生活，延長壽命，更有不少癌症能完全根治。但是由於受到早期化療以及電影和其它媒體的不當宣傳，許多病友對化療有極大的誤解，視化療如猛獸。以為所有化療藥物都會引起嚴重副作用和痛苦如嚴重噁心、嘔吐、腹瀉、食慾下降和脫髮等等。其實不然！現代醫學已經非常發達，我們已有許多非常有效但副作用很小的抗癌藥，也有許多藥能十分有效地控制化療藥引起的各種不良反應。因此只要了解化療藥物作用的基本原理，它們的可能副反應、因應辦法以及如何在家護理給藥，就會大大地增強病友的信心，減少對化療不必要的恐懼，有利於配合醫生治療達到最大治療效果。本書作者在查閱大量有關臨床文獻，參考美國癌症服務機構的最新科普資料的基礎上，結合自己豐富的臨床經驗，編寫出這本簡明實用的醫療護理知識讀物，希望能為所有與癌症頑強搏鬥的華人病友及支持、照顧癌症病友的親友家屬提供具體實際的幫助，更好地樹立抗癌信心，配合醫生及時進行科學治療，爭取早日康復。

　　病友們在使用這本書時請注意，由於每個病友的病情和身體狀況都不一樣，有的可能同時有多種其它疾病，本書提到的藥物治療和護理方法僅供參考。在應用之前請和您的主治醫生商量是否適合于您。

目 錄 **(Contents)**

一、化療前的準備
(What you should know before starting chemotherapy)

A．家庭、工作、財務安排和親屬的準備
(Preparation of family, job and finance)

當您突然發現自己患了癌症，一開始可能會無所適從，不知道該怎麼辦是好！這時最好找您比較信賴的親屬或朋友商量一下，然後作伴一起去和您的主治醫生討論你的情況，把您的病情和治療計劃了解清楚以便更好地安排您的工作、家庭生活和財務。有不少癌症是可以通過治療長期控制甚至完全治癒。許多病友在治療期間可以維持正常生活甚至繼續工作。有的則可能需要暫時休假一段時間或長期病休。同時您也應該了解一下您應得的權利如醫療保險、社會安全金(social security benefit)、殘疾人補助等等。許多癌症病友並能享受不同程度的由不同癌症服務機構提供的財務或其它幫助。您應該要求和醫院或診所的社會工作者(social worker)談談，看看您能得到哪些幫助。如果您符合申請資格的話，社會工作者也可以幫您申請某些醫療保險如 Medicare（老年人保險）或 Medicaid（低收入保險），安排家庭護士到家

服務如打針、抽血和護理，甚至安排交通接送等等。

在安排好上述的事情之後，您應該考慮把你的病情在適當的情況下告訴您的家人。如果您的子女已經懂事的話，也要和他(她)們適當的溝通。這樣大家心理上都會有一定的準備。如果您覺得自己有困難把你的病情向他(她)們解釋清楚，可以要求你的主治醫生開一小型家庭會議，讓您的主治醫生用簡單易懂的語言向你的家人和孩子解釋。讓他(她)們知道你在化療期間應註意什麼，可能會發生什麼樣不良反應，該如何處理。

除此以外，您也應該和你的親屬或朋友商量討論，並告訴他們您對自己病情的態度和願望，同時指定一位您所信賴的親屬或朋友在萬一您的病情突然惡化，不能自己對醫療方案作決定時做為您的醫療代理人(health care proxy)，和您的醫療人員溝通，對您的醫療計劃幫你作決定。您也可以指定一位全權法定代理人(durable power of attorney)，在你無法自己作決定時，幫你處理醫療、財務和其它個人法律問題。這樣可以避免許多不必要的痛苦和困擾。

這些書面安排叫做 advance directives。可以在任何醫院或診所拿到這種表格。你只要在二位證人證明下簽定則可。如有公證則更好。你也可以把你的願望告訴你的主治醫生，讓他(她)知道你的想法。這樣，當他/她在做臨床決定時，可以更符合你的意願。

　　化療期間應保持樂觀情緒，生活要有規律，既不要臥床大養，也不要過度勞累。同時應根據自身體質情況，進行適當的體育鍛煉。可選擇散步、慢跑、打太極拳、習劍等活動項目，運動量以不感到疲勞為度。如果自己活動有困難，應請你的主治醫生推薦理療科(physical therapy)會診，讓有經驗的理療科醫務人員指導你進行科學鍛煉，盡快恢復身體功能。如果化療期間您的白血球降低很多(如中性粒細胞絕對數(absolute neutrophil count，ANC)低於1000)，應避免清理花草和貓狗等寵物，尤其是寵物的排泄物，減少細菌和霉菌感染機會。

B. 醫療方面的準備 (Medical Knowledge preparation)

癌症病友在接受化療之前應和您的主治醫生詳細了解您的病情，治療方法的選擇，各種治療方法的療效和副作用等等。如果能夠預先查閱一些有關的醫學資料，幫助會更大。本書後面附有癌症病友常用醫學網站網址、醫學詞彙和絕大多數化療藥的的中英文對照以供參考，請多加利用。以下介紹一些化療藥的常見副反應及化療前必須詢問的問題。如果您的主治醫生不能給您比較滿意的答復或者您還有一些疑問，在病情允許的 情況下，應該考慮請另一位專家會診(second opinion)，聽聽別的專家的意見，再做決定。

1. 化療的目的

在臨床上，用于治療癌症的化療主要可以達到兩種目的。第一是完全治癒(cure)；第二是有效控制疾病進展，緩解症狀，減輕痛苦(palliation)。對某些病友來說，化療可能是唯一的治療手段。對另外一些病友，化療還可以用在手術或者放療前後。而某些腫瘤則需要化療和放療同時使用才能達到最佳效果。輔助化療（Adjuvant Therapy）指的是用化療手段清除手術後體內殘餘的癌細胞，避免復發。新輔助化療（Neoadjuvant Therapy）是在手術前給予化療使腫瘤體積變小，減小手術範圍和對週圍正常組織的破壞，創造更好的手術條件。

2. 化療的常見不良反應

　　大多數化療藥物由于缺乏選擇性地殺傷癌細胞的作用，往往在殺傷癌細胞的同時，對正常的組織細胞產生不同程度的影響和損傷。所以在產生治療作用的同時，常伴有不同程度的不良反應。不同的化療藥由于其作用機理和針對的組織器官不同，引起的不良反應也不一樣。有的可能很嚴重，有的則相當輕微。

常見的不良反應有：

　　　　a. 即刻不良反應如過敏性皮疹、過敏性休克、心律失常、注射部位疼痛等。

b. 早期不良反應如噁心嘔吐、發熱、食欲減退、疲勞、乏力、流感樣綜合征等等則發生在化療當天或頭幾天。

c. 中期不良反應如出現骨髓抑制（多在 1 至 3 周內出現，亞硝<月尿> 類藥物可推遲到 4 至 6 周才出現）引起白細胞、紅細胞和血小板減少，使血細胞的免疫抗菌、攜氧和止血功能受到抑制，皮膚、粘膜和神經受損，導致口腔炎、腹瀉、皮疹、脫發、末梢神經炎、麻脾性腸梗阻以及腎臟毒性等。

d. 延遲不良反應常在數月或數年後才出現，如重要器官或系統損傷，如 adriamycin（阿霉素）引起的心肌損害，bleomycin（平陽霉素）引起的肺纖維化，methotrexate（甲氨喋呤）引起的肝毒性，cisplatin（順鉑）引起的腎毒性，以及內分泌方面的改變，生殖功能障礙，致畸作用和致癌作用等。

3. 化療前常問的問題：

a. 我得的是什麼癌症？

b. 我的癌症是第幾期(stage)？

c. 不治療和治療的預後如何？

d. 有幾種治療方法可供選擇？

e. 每種治療方法的預期治療效果和優缺點是什麼？

f. 每種化療方案具體包含哪些化療藥？

g. 給藥途徑是什麼？口服還是通過靜脈？需不需要住院？

h. 給藥的頻度？每次需要的時間？

i. 多長時間算一個療程(cycle)？一共需要幾個療程？

j. 什麼時候復查治療效果？

k. 這些化療藥可能有哪些副作用？在家裡該如何處理？

l. 出現什麼樣不良反應需要及時求醫？

m. 若在醫院下班時間出現不良反應，怎麼樣及時和醫生護士聯繫？

n. 化療期間性生活該註意什麼？您和您的性伴侶是否需要避孕？哪種避孕方式更合適？

o. 如果您打算將來生育孩子，化療對生育能力的影響有多大？化療前是否應預先保存精子？

p. 化療期間飲食上要註意什麼？

q. 化療期間能否繼續工作？

r. 如果你對參加臨床新藥試驗感興趣，則應詢問你的主治醫生有沒有合適你病情的臨床新藥試驗可以參加。

C. 植入式靜脈輸液港的日常護理

植入式靜脈輸液港 (Implanted Central Venous Access Port)，簡稱輸液港 (port 或 chemoport)，是一種可以完全植入體內的閉合靜脈輸液裝置，主要是由供穿刺的注射座和靜脈導管組成。利用手術的方法將導管經皮下穿刺置於人體上腔靜脈中，剩餘導管及輸液港座埋藏在皮下組織，只在病人體表可觸摸到一圓形凸起。治療時從此處定位，將無損傷針經皮垂直穿刺到注射座的儲液槽，即可**建立有效的輸液通道**，用於輸注各種藥物包括化療藥、補液、營養支持治療、輸血及血樣採集等，為需要長期輸液治療的患者提供可靠的靜脈通道，同時也可用於血樣採集。其優點是一次性植入，減少反覆穿刺的痛苦和難度，**防止刺激性藥物對外周靜脈的損傷**，且操作簡單，為皮下埋植，從而降低了感染的風險。

此種手術是一很簡單的小手術，一般由介入放射科（interventional radiology）醫生或外科醫生來完成。只需在局部痲醉下將一個紐釦大小的裝置埋於皮下，手術時間大約 10 至 30 分鐘。**輸液港一次植入可保留在人體內很多年**甚至終身，亦可根據病情隨時取出。這種專門為需要長期及重複輸液和藥物治療的病友設計的輸液港，從根本上解決了病友靜脈輸液難的問題，避免每次化疗時扎针找血管建立临时靜脈輸液通道，減輕了病友的痛苦。輸液港還有一個無可比擬的優越性即病友治療間歇期，因埋置皮下的輸液港外表不留任何痕跡，不影響外觀，**不需要換藥**，而且病友的日常活動也不

10

受限制，能像正常人一樣洗澡及參加游泳等戶外活動，大大提高了生活質量。

輸液港的日常護理：

a. 靜脈輸液港植入後 5 天內只能進行擦浴，待局部傷口癒合後方可淋浴，擦洗時不可用力，避免局部摩擦，損傷靜脈輸液港周圍皮膚。

b. 保持局部敷料干潔、周圍皮膚清潔、乾燥，學會用鏡子等輔助工具觀察局部情況，如局部出現紅腫、熱、痛等情況應及時與護士、醫生聯繫，以獲得安全、有效的處理。

c. 因為膠帶和皮膚粘的很緊，不要用力拿掉術後傷口上的膠帶以免拉傷皮膚，應等傷口癒合後再洗澡時用水輕輕沖洗，膠帶會自然脫落。

d. 不可用重力撞擊靜脈輸液港的部位，靜脈輸液港植入的部位同側肢體應避免劇烈活動，如高爾夫球、網球等。

e. 用藥間歇期間應每隔 4 周到正規醫院進行靜脈輸液港護理（簡稱沖管，port flush），保持輸液港通暢。

f. 長途旅行進出機場安檢時金屬探測器有時可
能會被檢出，應在旅行前請你的主治醫生
出一證明，減少不必要的麻煩。

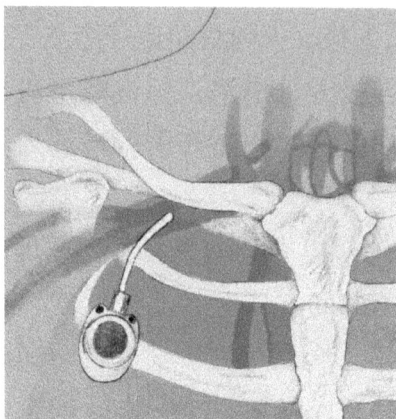

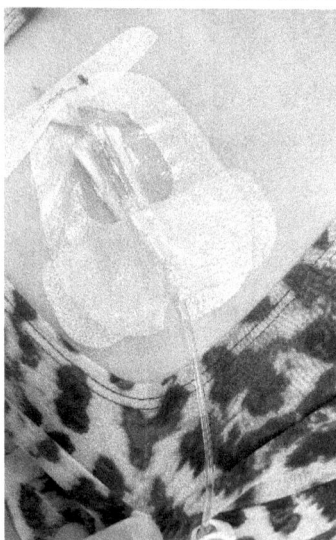

二、化療期間的家庭護理
(Home care during chemotherapy)

A. 消化系統症狀 (Digestive symptoms)

1. 飲食注意事項 (Nutrition issues):

均衡的飲食和保持良好的營養狀態將會增強机體的免疫力，提高机體的抗癌能力，幫助你更好地克服癌症治療過程中一系列不良反應，更有利於戰勝癌症。因此，化療期間保持合適充足的飲食營養是非常重要的。不必過多忌食，但也不要暴飲暴食。所有癌症病友都應該戒煙和酒。

注意事項 (Things to avoid)：

a. 多數情況下，癌症病友並沒有太多的飲食制，盡量維持個人的正常飲食習慣，飯菜應該要清口，葷素搭配，粗精搭配，以易消化吸收為宜。

b. 癌症病友可以吃適量雞肉、雞蛋、魚肉或蝦等食品，這些食物並不會促進癌細胞的生長，盡管放心享用。

c. 化療當天早上應吃適量早餐，不必空腹。

d. 化療期間如果食欲不好，可以少量多次進食，避免油炸和油膩難消化食物。

e. 如果化療會引起您的白血球減少，則在白血球減少期間，應避免進食未煮熟的食物，尤其是雞蛋、蔬菜和水果（香蕉、桔子等易清洗剝皮水果除外）等等。

f. 在白血球下降期間，應喝開水或瓶裝水，避免喝生水和自制未消毒新鮮菜汁和果汁。

g. 有些化療藥註射後頭幾天，必須大量飲水（如 cisplatin, cyclophosphamide、ifosfamide 等），請詢問你的主治醫生是否適合于您。

h. 切菜前應把手洗淨，用專用切菜板分開切生肉和生菜。使用後切生菜板應清洗干淨。

i. 不要重復使用一次性的飲料瓶，避免病菌污染。

其它相關症狀的飲食注意事項請參考本書有關章節。

2. 口服化療藥注意事項 (Oral chemotherapeutic agent precautions)

隨著醫學科技的進步，越來越多的口服抗癌藥批准上市。許多病友常常掉以輕心，以為口服抗癌藥就象其它口服藥一樣，副作用少。其實不然。雖然有些口服抗癌藥毒性較小，如用于治療乳腺癌和前列腺癌的抗激素類藥，但多數其它口服抗癌藥如 capecitabine, cyclophosphamide, etoposide, Iressa, Tarceva, Gleevec, ATRA, sorafenib, sunitinib, lenolidomide, thalidomide, prednisone, dexamethoxone 和 dasatinib 等等都可能引起嚴重的不良反應，甚至危及生命。同時這些藥都必須按化療方案嚴格準時給藥。因此，病友們在服用這些口服抗癌藥之前，應註意以下事項，以便心中有數，按時定量服藥，不至於延誤治療：

a. 一定要向你的主治醫生詢問清楚具體服法，包括服用劑量、時間（空腹、飯後、睡前或其它時間）和頻度（每天幾次）。

b. 向你的主治醫生詢問清楚該化療藥可能的不良反應和詳細處理辦法包括用什麼

藥來預防和治療相應的不良反應、何時
要暫時停藥或減量和什麼情況要報告醫
生等等。

c. 由于多數口服抗癌藥都非常昂貴並需要
你的保險公司特殊批準，多數小藥房不
會有存藥，有的可能要等很長時。請一
定向你的主治醫生詢問清楚如何取得你
的藥，以免延誤你的治療。有不少診所
和癌症中心可以通過口服抗癌藥專科藥
房 (specialty pharmacy) 幫你快速的拿到
這些藥，避免很多不必要的麻煩，讓你
能夠專心對抗癌症。

d. 如果你的保險有很高的口服抗癌藥自費
額(copayment)，請向你的主治醫生詢問
能否幫你申請藥廠補助。

3. 保健藥品注意事項（另類療法，Complementary and Alternative Medicine)

正規西醫抗癌療法都經過科學驗證，治癒
疾病的機會有多少是很清楚且明確的。但非正
統的另類療法未有科學的證據證實真的有效，
如果冒然採用，風險不小，不能不慎。不少害

怕化學治療副作用或認為救治希望渺茫者，常聽信虛假抗癌藥品廣告，錯把保健食品當藥品用于治療。寧願放棄正規醫學治療，從而延誤了治療時机，將可醫之病拖成不治之症，留給病友和家屬難以彌補的遺憾，實在可惜。也有一些病友喜歡化療時服用中草藥等所謂補品。在中國大陸，化療病友常常服用一些中草藥以提昇白細胞和血小板。在美國，我們有多種非常有效的提昇白細胞、紅細胞和血小板的藥，如有需要，醫生會根據你的病情使用，實在不必服用中草藥以提昇白細胞和血小板。因為這些藥療效很難確定。病友們也應該註意，大劑量的抗氧化維生素(維生素 C、維生素 A、維生素 E 等)會干擾放射療法和某些化療藥的療效。而不少中草藥 則可能干擾化療藥的代謝，引起嚴重毒副反應或降低化療藥的藥效。到目前為止，並沒有醫學證據證明鯊魚軟骨、中草藥或靈芝產品對癌症有效。因此，病友在應用另類療法或其它保健藥品時應注意以下事項：

    a. 化療期間可以同時服常用量的復合多種維生素。除非預先獲得你的主治醫生許可，不要服大劑量的維生素，尤其是抗

氧化維生素如維生素 C、維生素 A、維
生素 E 和胡蘿蔔素等等。

b. 放射治療(電療)期間請不要服復合多種
維生素和抗氧化維生素如維生素 C、維
生素 A、維生素 E 和胡蘿蔔素。維生素
D 則不必停用，可以繼續。

c. 服用另類療法或保健藥品之前請詢問你
的主治醫生是否適合于您。

d. 如果你已在服用這類藥品，應主動告訴
你的主治醫生。

e. 如果你有血小板減少症或者正在服用抗
凝血藥，應避免針灸和拔火罐以免出血。

f. 乳腺癌病友，尤其是雌激素受體和孕激
素受體陽性的乳腺癌，不要服用含有任
何雌激素(包括植物雌激素)的健康補品，
以免刺激乳癌細胞生長。

4. 噁心、嘔吐 (Nausea and Vomiting)

多數化療藥會引起不同程度的噁心、嘔吐。
臨床上化療藥所致噁心嘔吐可分為急性(acute
emesis)，遲發性 (delayed emesis) 和預期性
(anticipatory)噁心嘔吐三大類。急性噁心嘔吐

是指化療當天和第二天出現的噁心嘔吐。這是最常見的。遲發性噁心嘔吐則發生在化療後兩至三天並可能持續數天，常見的化療藥有 cisplatin, dacarbazine, streptozocin, doxorubicin, 大劑量的 carmustine 和 cyclophosphamide 等。臨床上根據每種化療藥可能誘發的噁心嘔吐的嚴重程度可以分為不致嘔化療藥、低度、中度和高度致嘔化療藥。除此以外，個人體質和性別也和化療藥引起的噁心、嘔吐有關。女性癌友，尤其是有嚴重妊娠反應史者，化療反應可能會大一些。在化療藥物給藥之前，醫生會根據你所用化療方案可能誘發噁心嘔吐的嚴重程度給予不同的止嘔藥。有的則需要化療後繼續服用數天止嘔藥，以預防遲發性噁心嘔吐。而預期性噁心嘔吐則發生在有過嚴重急性或遲發性噁心嘔吐的病友，一旦想到要化療或一到化療室還沒有開始化療，就出現噁心嘔吐的症狀。主要是由于心理作用引起的。這時應盡量保持鎮靜，放松，可試作深呼吸和放松練習（見憂鬱症）章節。如效果不好，可考慮化療前，甚至前一晚或離開家門來化療前服些鎮靜劑如 Ativan (lorazepam, 氯羥去甲安定，劳拉西泮)

或 Xanax (Alprazolam，阿普唑仑，赞安诺)。
當然最好的辦法是一開始就積極控制好化療所
引起的噁心嘔吐，則預期性噁心嘔吐就不會發
生。

常用止嘔藥(antiemetics)有： ondansetron
(Zofran, 恩丹西酮, 恩丹西酮, 昂丹司瓊),
granisetron (Kytril, 格拉司琼, 康泉), dolasetron
(Anzemet, 多拉司瓊), aprepitant (Emend 阿瑞匹
坦), fosaprepitant(福沙匹坦), palonisetron (Aloxi,
帕洛諾司瓊), metoclopramide (Reglan, 胃復安、
甲氧氯普胺)， dexamethasone (Decadron, 地塞
米鬆、 氟美鬆)， Prochlorperazine (Compazine,
丙氯拉嗪、普魯氯哌嗪、普氯拉), Lorazepam
(Ativan 勞拉西泮、 安定文), olanzapine(奧氮平),
haloperidol (氟哌啶醇), promethazine (異丙嗪)，
Alprazolam (Xanax 阿普唑仑), nabilone(大麻隆)
和 dronabinol (Marinol 屈大麻酚胶囊)等等。

解決辦法 (*Things to do*)：

   a. 少量多次進食替代固定一天三餐。

   b. 多飲水以免脫水，可多飲冰冷的水或含
      小量鹽的飲料。

   c. 飯菜應清爽可口，易消化吸收為宜。

d. 可試食較咸的食物或冰凍食品。

e. 飯前飯後漱口。

f. 飯後不要立即躺下，應坐下休息一小時，或慢步走動或散步。

g. 如果味覺有異，可試口含硬糖果條如含薄荷或檸檬的糖果。

h. 服用醫生開的止嘔吐藥。止嘔吐藥應在感覺噁心時就馬上服用，不必等到有嘔吐時再服。

i. 有些化療藥則要求化療後連續服用止嘔藥 4 至 5 天來預防遲發性噁心嘔吐，請按醫囑按時服藥，不要等到有噁心嘔吐時才服。

注意事項 (Things to avoid)：

a. 不要強迫自己進食，應等到噁心嘔吐好些再吃喝。

b. 避免過酸、過辣、過甜或太燙的食物。

c. 不要在噁心時吃你最喜歡的飯菜。

d. 不要喝含碳酸或咖啡因的飲料。

何時求醫 (When to call your doctor)：

a. 如果噁心嘔吐持續超過 24 小時，應及時和你的醫護人員聯繫。

b. 如果噁心嘔吐嚴重影響進食，也應及時和你的醫護人員聯繫。

c. 如有嚴重預防遲發性噁心嘔吐，可請你主治醫生給你開鎮靜劑如 Ativan (lorazepam) or Xanax(Alprazolam) 在化療前，甚至前一晚或離開家門來化療前服。

5. 腹 瀉 (Diarrhea)

指每天排稀水樣便三次以上，常伴有腹脹、腹痛、腸鳴和口渴等症狀，嚴重者會有乏力、頭暈、心悸、少尿等脫水表現。腹瀉有時會是非常嚴重的，甚至危及生命。主要是由于化療藥物或者放療對胃腸道黏膜損傷所引起，有時則可能合併感染。常見引起腹瀉的藥物有氟尿嘧啶 (Fluorouracil)，希罗达 (Xeloda)、依立替康 (Irinotecan，CPT11)， Ipilimumab (Yervoy)，Tarceva 和 docetaxel 等等。

23

解決辦法 (Things to do)：

a. 多飲水和進食流質食物以免脫水。

b. 少量多次進食替代固定一天三餐。

c. 吃富含有鹽和鉀的食物如去油的肉湯、香蕉、桃子和土豆等，也可飲糖鹽水或 Gatorade 和 Pedialyte（非處方飲料，可在藥房和食品店買到）以補充腹瀉所丟失的水和電解質。

d. 多吃易消化低纖維的食物如香蕉、米飯、粥、蘋果醬、酸奶和烤麵包等。

e. 飯後多休息少活動。

f. 每天記錄排便次數、量和性狀，以便下次就醫時報告醫生。

g. 每次排便後都要注意用溫水和輕鹼肥皂清洗肛門周圍並擦干。

h. 如有痔瘡發作，可泡溫水浴（Sitz bath,坐浴，每天 2 至 3 次，每次 15 至 20 分鐘）以減輕肛門周圍的不適感。可放在家裡衛生間便桶上的坐浴盆 (Sitz bath) 可憑醫生處方到藥房買，多數保險會給付。

i. 服用醫生開的止瀉藥或不須處方就可買到的止瀉藥。常用的止瀉藥有口服的 loperamide (Imodium, 洛哌丁胺、苯丁哌胺、腹瀉啶)，Lomotil (diphenoxylate plus atropine)，attapulgite (Kaopectate，Diasorb，Donnagel) 和 opium (opium tincture，paragoric)或註射用的 octreotide (Sandostatin)。

注意：在服用任何止瀉藥之前請詢問你的主治醫生是否適合于您。

Loperamide(Imodium)的常用方法如下：第一次腹瀉時，服二粒 Loperamide(每粒 2 毫克)，然後每3至4小時服一粒至沒有腹瀉12小時或有正常大便為止。睡前可一次服二粒，減少夜間起床次數。或者第一次腹瀉時，服二粒 Loperamide (每粒 2 毫克)，然後每次便後服一粒至沒有腹瀉12小時或有正常大便為止。

注意事項 (Things to avoid) :

a. 一旦有腹瀉，必須立即停服任何通便藥 (laxatives，stool softener)。

b. 如腹瀉嚴重，應馬上停止口服抗癌藥 capecitabine (Xeloda)，Tarceva 或 Iressa。

c. 不要吃含大量纖維的食物或對胃腸道有刺激的食品（如全穀麵包、麥片、油炸和油膩的食物、堅果、未煮熟的蔬菜和水果、糕點、糖果、果凍、辣椒和含咖啡因的食物等）。

d. 不要喝含咖啡或酒精的飲料。

e. 避免煙草製品。

f. 不要進食牛奶和奶製品，但酸奶除外。

g. 避免過熱和過冷的食物。

何時求醫 *(When to call your doctor)* :

a. 腹瀉持續超過 24 小時。

b. 發熱。

c. 大便裡有血。

d. 嚴重腹痛。

e. 站立時感覺頭暈。

f. 超過 12 小時沒有排尿。

g. 沒有喝水、飲料或進食超過兩天。

h. 腹瀉以後體重減少 5 磅以上。

i. 一旦停服口服抗癌藥，應盡快告知你的主治醫生。請按醫生指示繼續停藥或減量重新開始。

j. 如果你在接受 Ipilimumab (Yervoy) 治療，一但有腹瀉症狀，必須馬上和你的醫療人員聯系，因它有可能在短時間變得很嚴重。

6. 便 秘 （Constipation）

便秘是指排便次數減少或大便干硬，排出困難，常帶來疼痛和不舒適的感覺。引起便秘的主要原因是飲水過少、飲食中含高纖維的食物太少、因身體虛弱活動減少致腸蠕動減慢、服用止痛藥尤其是含嗎啡類麻醉鎮痛藥等。某些化療藥也會引起便秘如 thalidomide，lenolidomide，vincristine，vinblastine 和 vinorelbine 等等。

症狀 (Signs and symptoms) ：

a. 三天以上沒有排便。

b. 大便干硬，排出困難。

c. 過量排氣和頻繁噯氣。

d. 腹部飽脹與不適。

e. 直腸部脹滿感。

f. 噁心或嘔吐。

解決辦法 (Things to do)：

a. 養成定時排便的習慣。

b. 便秘期間任何時候有便意就要上衛生間。

c. 飲食中增加含高纖維的食物如：全穀類的麵包、帶皮的新鮮水果、新鮮蔬菜、果汁、杏仁、李子（汁）、堅果等。

d. 多飲水、新鮮果汁（蘋果汁除外）和溫熱的湯料，尤其是在早晨。

e. 儘量多活動，多做各種輕度運動。

f. 在醫生護士的指導下服輕瀉藥 (laxatives)、大便松軟藥(stool softeners) 或使用灌腸劑(enemas)或肛門栓塞劑(suppo-sitories)。常用輕瀉藥和大便松軟藥有 senna (Senokot) docusate sodium (Colace), bisacodyl (Dulcolax), lactulose, milk of magnesia, magnesium citrate, sodium biphosphate (Fleet phospho-soda)。灌腸劑有：sodium biphosphate (Fleet ememma 輝力灌腸劑), mineral oil (礦物油)

和 glycerin （开塞露）。肛門栓塞劑有 bisacodyl (Dulcolax) 和 glycerin（甘油栓劑)等。

g. 必要時你的醫生可給一種新的註射藥 methylnatrexone bromide (Relistor) 治療嚴重便秘。這種藥每次給藥的間隔必須超過 24 小時。

注意事項 (Things to avoid)：

a. 如你需要服用含嗎啡類止痛藥(如 codein, morphine, oxycondone, hydromorphone, oxymophone，levorphanol 和 Fentanyl patch)，多數情況下，應同時服用通便藥如輕瀉藥(laxatives)、大便松軟藥 (stool softeners)，避免嚴重便秘發生。請詢問你的主治醫生是否要適合于你以及便秘發生時的解決辦法。

b. 除非得到你主治醫生的准許，不要使用非處方的灌腸劑。

c. 不要濫用蠻力排便。

d. 不要攝取過多會引起便秘的食物如：巧克力、乳酪，辛辣或油炸食品含酒精的飲料等。

e. 不要在白細胞下降期間使用灌腸劑和肛門栓塞劑（ememas、suppositories）。在這種情況下使用灌腸劑會使腸道細菌進入血液循環，引起嚴重感染，甚至敗血症！！

何時求醫 _(When to call your doctor）_ :

a. 大便帶血。

b. 腹脹嚴重。

c. 出現腹痛、噁心、嘔吐。

7. 口腔黏膜炎症 (Stomatitis, mouth sore, mucositis)

口腔黏膜炎症是較常見的化療副反應。主要是由於化療藥物對口腔和食道黏膜的損害，導致不同程度的黏膜破壞和炎症。有時可能並發霉菌感染或疱疹病毒感染。口腔黏膜炎症的症狀都是暫時的，停藥後將自然痊癒。較常引起口腔黏膜炎症的化療藥有：fluorouracial, Capecitabine (Xeloda，希罗达), Doxil, doxorubicin, cytarabine, etoposide, Tarceva 和 Erbitux 等等。這些化療藥也會同時損害腸道黏膜，引起腹瀉。

30

症狀 (Signs and symptoms)：

常見的症狀有口干、口腔潰瘍、疼痛、吞咽困難等症狀，嚴重者會影響進食、發音，或併發其它感染症狀。有時會伴有腹瀉。如有霉菌感染，則可見容易剝落的奶酪樣厚舌苔，有時奶酪樣物會附著在口腔黏膜上。

解決辦法 (Things to do)：

a. 少量多次進食替代固定一天三餐。

b. 多飲水以免脫水，可多飲冰冷的水或飲料。

c. 飯菜應清爽、可口、易消化吸收為宜。

d. 可試食冰凍食品。

e. 保持口腔清潔。用自備漱口水每隔4 至6 小時和飯前飯後漱口。漱口水配方如下：一湯匙(tablespoon) 烤麵包蘇打粉和四分之三湯匙食用鹽加一誇脫 (Quart, 大約 1000 毫升)涼開水或罐裝水。如你覺得太咸，可多加點水。

f. 用軟牙刷刷牙，不要用日常用的硬牙刷。

g. 每天清理假牙。如有潰瘍，則暫時不要用假牙或用後即取下。

h. 按醫囑用含有止痛藥的漱口水漱口如 Grade III Mouthwash solution ， Magic mouthwash 等等。按醫囑局部敷止痛藥如利多卡因膠液 (2% lidocaine Viscous)。

i. 可按醫囑把 10 至 15 毫升 (2 至 3 茶匙, teaspoon) 利多卡因膠液 (2% Lidocaine Viscous) 加入一家用玻璃水杯 (glass cup) 的上述配好的蘇打漱口水中混勻。每次取 5 至 10 毫升 (1 至 2 茶匙) 漱口 3 至 4 分鐘然後吐掉，尤其飯前和睡前， 減少疼痛。如果止痛作用不夠，可再加 5 至 10 毫升 (1 至 2 茶匙, teaspoon) 利多卡因膠液于漱口水中。

j. 如有並發霉菌感染或皰疹病毒感染，應按醫囑服用相關抗菌素。

k. 註射 Fluorouracil （氟尿嘧啶）前 10 至 15 分鐘口含冰塊也可減少口腔潰瘍的發生，但如合用 Oxaliplatin (奧沙利鉑) 則禁用。

l. 如同時有腹瀉，請參考本書有關腹瀉部份。

注意事項 *(Things to avoid)*：

a. 盡量避免對口腔和胃腸道有刺激的食品如油炸、干硬的食物、堅果或酸辣食物等。

b. 不要喝含檸檬酸的飲料如桔子汁、柚子汁、檸檬汁等等，這些飲料會刺激潰瘍引起疼痛。

c. 不要喝含咖啡因和酒精的飲料。

d. 避免煙草製品。

何時求醫 *(When to see your doctor)*：

a. 潰瘍疼痛嚴重影響進食或睡眠。

b. 出現奶酪樣厚舌苔，疑有霉菌感染。

c. 發熱。

d. 吞咽困難影響進食。

8. 食慾下降 (Anorexia, loss of appetite)

化療期間有些病友會出現食慾和食量明顯減少，甚至完全不能進食。可能原因包括化療藥物的副反應或癌症引起的噁心、嘔吐、吞咽困難、味覺改變、胃部飽脹感、憂鬱症、疼痛等。有時腫瘤本身也會產生一些蛋白因子，抑

33

制患者食慾。食慾下降常常是暫時的，隨著化療藥物副反應的消退，炎症和腫瘤病情的控制，食慾會逐漸好轉。

症狀 *(Signs and symptoms)*：

a. 食慾和食量減少，甚至完全不能進食。

b. 體重下降。

c. 嚴重進食和飲水減少，可致脫水、低血糖 和低血壓，引起乏力、頭暈、少尿、甚至休克等等。

解決辦法 *(Things to do)*：

a. 少量多次進食喜歡的食物，儘量多進食。

b. 食物多樣化。

c. 隨餓隨吃。

d. 攝取高卡路里易吞咽的食物如：布丁、果凍、酸奶、奶制飲料。

e. 多吃新鮮涼水果（如有白細胞低下，則要避免某些新鮮水果，詳見本書有關章節）。

f. 可喝濃縮營養液(nutritional supplements)如 Ensure, Prosure, Boost 等補充營養。

g. 參加一些力所能及的輕度運動。

h. 按醫囑服增進食慾的藥，常用的有 megestrol actate（Megace,甲地孕酮），medroxyprogesterone (Provera,甲羟孕酮），dronabinol(Marinol) 或糖皮質激素(corticosteroid) 如 dexamethosone 和 prednisone 等。

i. 如體重下降明顯，可請你的主治醫生推薦營養科(nutrition service)會診，請營養師指導你的飲食。

注意事項 （Things to avoid）:

不要強迫自己進食。

何時求醫 (When to see your doctor) :

a. 如有嚴重食慾下降、食量減少，出現乏力、頭暈、少尿等症狀。

b. 噁心或嘔吐持續不能進食一天以上。

c. 疼痛影響進食或體重減少三至五磅以上。

9. 味覺改變 (Taste alterations)

化療藥、某些抗菌素、癌症本身、缺乏某些維生素和微量元素、口腔細菌或霉菌感染以及情緒變化等都可能引起味覺的改變，從而影響食慾和進食，導致營養不良。化療藥也可直接損傷或刺激舌頭上的味蕾細胞，使味覺改變。有的抗癌藥則會引起噁心嘔吐或口腔黏膜炎症，導致味覺缺失。常見會引起味覺改變的抗癌藥有： cisplatin, cyclophosphamide, dacarbazine, dactinomycin, doxorubicin, fluorouracil, methotrexate, paclitaxel 和 vincristine 等。

症狀 (Signs and symptoms)：

常見味覺改變包括口腔有苦味或金屬味、對甜食或咸食不敏感、對某些食物的喜惡習慣改變等。

解決辦法 (Things to do)：

a. 如果口腔有金屬味，可試用塑料飲食器皿代替金屬飯具。

b. 食物裡加入一些調味品如醋、檸檬、醃菜、蔥、姜、蒜等等。

c. 可試口含硬糖果條如含薄荷或檸檬的糖果、泡泡糖或口香糖等。

d. 飯前漱口，可用茶、鹽水或自備蘇打漱口水。蘇打漱口水配方如下：一湯匙烤麵包蘇打和一湯匙食用鹽加一誇脫涼開水(大約 1000 毫昇)。

e. 多吃新鮮涼水果(如有白血球低下，則食用前一定要洗淨新鮮水果)。

f. 飯菜涼後再吃，也可試食冰凍食品、新鮮蔬菜等。

注意事項 (Things to avoid)：

不要強迫自己進食。

何時求醫 (When to see your doctor)：

如味覺改變嚴重影響食慾和進食時，應主動和醫務人員聯繫。

10. 吞咽困難 (Dysphagia)

吞咽困難可能是由于癌症本身如頭頸部腫瘤、食道癌等，也可能是放射治療或化療的副反應。化療所致吞咽困難多數是由于化療藥引起口腔和食道黏膜損害，導致不同程度的黏膜破壞和炎症，出現潰瘍、疼痛、吞咽困難等症狀，嚴重者會影響進食。有時可能合並霉菌感染 或皰疹病毒感染。

症狀 *(Signs and symptoms)*：

　　口腔和咽部潰瘍、疼痛、吞咽困難、吞咽疼痛或食物停留在食道，嚴重者會影響進食。有時食物會進入氣管，引起嗆咳，甚至吸入性肺炎。

解決辦法 *(Things to do)*：

a. 如有口腔潰瘍，請參考本書有關章節。

b. 試不同食物如流質、半流質或較軟的食物，看看哪一種更易咽下。

c. 少量多次進食替代固定一天三餐。

d. 可試喝濃縮營養液 (nutritional supplements) 如 Ensure，Prosure，Boost 等補充營養。

e. 試食果凍類食品(Gelatins)，baby rice cereal，蔬菜漿 (pureed vegetables) 等。

f. 如有霉菌感染或皰疹病毒感染，應按醫囑服用相關抗菌素。

g. 請你的主治醫生推薦轉介合適的語言吞咽專家 (speech and swallow therapist) 檢查，然後按醫囑調整飲食。如語言吞咽專家建議流質食物(thin liquid)，可選擇茶、軟飲料、濃縮營養液、肉湯等；如語言吞咽專家建議半流質食物 (thick liquid)，則可選擇 milkshakes，buttermilk，酸奶、冰其淋、蛋羹等。

禁忌事項 *(Things to avoid)*：

不要強迫自己進食。

何時求醫 *(When to see your doctor)*：

吞咽困難嚴重影響進食時，應及時主動和醫務人員聯繫，找出原因，好對症治療。必要時可考慮放置胃管 (gastrostomy tube, G-tube) 或短期靜脈營養 (parental hyperalimentation, parental nutrition)。

11. 消化道出血 (Gastrointestinal bleed)

抗癌藥可引起胃腸道損傷、發炎或血小板數目低下，導致消化道出血。消化道腫瘤本身或痔瘡也會引起出血。不少血液系統腫瘤如白血病也可引起造血功能下降，血小板減少而出血。消化道出血可分為上消化道出血和下消化道出血。前者指十二指腸以上的消化道出血，如食道、胃和小腸；後者指部分小腸、大腸、直腸和肛門出血。上消化道出血主要表現為黑便、吐血和貧血，而下消化道出血常常會有鮮血便和貧血。

症狀 *(Signs and symptoms)：*

a. 嘔吐咖啡色的胃內容物或鮮血。

b. 便血(鮮紅、暗紅或黑色便)，通常很腥臭。如果是因為吃某些蔬菜引起大便顏色改變，或口服含鐵藥劑引起黑便或綠色都屬於正常）。

c. 皮膚蒼白。

d. 頭暈、面色蒼白、心悸、乏力和出冷汗等貧血症狀。

解決辦法 *(Things to do)：*

a. 估計便血的量。

b. 如有頭暈、面色蒼白、心悸、乏力等貧血症狀，必須立即就醫。

注意事項 *(Things to avoid)：*

a. 不要用力強迫排便（請參看便秘一節）。

b. 如果有痔瘡在肛門外面，可輕輕按摩還納進去。

c. 出血期間禁用任何栓劑藥物、灌腸劑、輕瀉藥或肛門溫度計。

何時求醫 (*When to see your doctor*)：

a. 嘔吐咖啡色的胃內容物或鮮血。

b. 排出鮮血、暗紅或黑色便。

c. 如有頭暈、面色蒼白、心悸、乏力或出冷汗等症狀，表示出血量較大，必須立即就醫。

d. 如在服抗凝血藥，則應停藥並立即和你的醫生聯系。

B. 呼吸循環系統症狀 (Respiratory and cardiac symptoms)

1. 呼吸困難 (Dyspnea, shortness of breath)

化療期間發生的呼吸困難可有許多原因，如胸部癌症惡化、腫瘤肺轉移、腫瘤轉移引起胸腔積液、心臟疾患、貧血、感染、肺栓塞或其它肺部疾病等等。有些抗癌藥也會損傷肺組織、心臟、神經或引起過敏反應，導致呼吸困難，如 trastuzumab (Herceptin), doxorubicin, oxaliplatin, bleomycin, Tarceva 和 everolimus (Afinitor)等。有些新的抗癌药如免疫检查点免

疫疗法和靶向 HER2 的抗体偶联药物如 Enhertu
（德曲妥珠单抗、优赫得）可以引起免疫肺炎。
如突然發生，必須立即就醫。如病情逐漸加重，
也應及時和你的醫生聯系，找出原因，對症治
療，以免擔誤病情。

2. 胸 痛 （Chest pain）

多數情況下，胸痛是由于心臟疾患、腫瘤
侵犯胸壁、腫瘤骨轉移、肺炎、肺栓塞、胸部
放射治療等引起。如突然發生，必須立即就醫，
找出原因，對症治療，以免擔誤病情。個別抗
癌藥如氟尿嘧啶(fluorouracil)在靜脈給藥時或口
服 capecitabine (Xeloda，希罗达)偶而也會誘發
冠狀動脈收縮，引起急性冠狀動脈缺血，導致
急性心絞痛，這時要立即停藥和求醫，不得延
誤。如疼痛是由于腫瘤侵犯胸壁、腫瘤骨轉移
等引起，也應及時和你的醫生聯系，在醫生指
導下服用止痛藥，控制疼痛 。

3. 血壓升高 (Hypertension)

化療期間血壓升高主要是由幾種最新的抑

制腫瘤新生血管的靶向治療藥引起的。這些藥主要有 bevacizumab (Avastin), sunitinib (Sutent), sorafenib (Nexavar), Pazopanib (Votrient) 和 Vandetanib(Zactima)。這些藥有的還會引起蛋白尿、水腫，甚至心臟損害。此外，糖皮質激素(corticosteroid) 如 dexamethosone 和 prednisone 也會引起高血壓。已有高血壓的病友血壓可能會變得難以控制，必須加藥或換藥。血壓升高應該及時控制，以免引發中風、心臟疾病和腎功能受損。

症狀（Signs and symptoms）：

頭暈、頭痛，嚴重者可誘發中風、心絞痛和心力衰竭。如伴有蛋白尿，則會有小便泡沫增加，甚至雙足水腫等。

解決辦法 (Things to do) ：

如果你的化療藥含有可能引高血壓的上述藥物，最好在家裡備有血壓計，學會自己量血壓。在接受上述化療藥期間，用藥前正常血壓者每 2 至 3 天定期量血壓並記錄下來。用藥前有高血壓者，必須每天定期量血壓並記錄下來。最好是早上起床時量。如用藥前正常血壓者現在高于 140/90 毫米汞柱(mmHg)或糖尿病及腎臟病患者高于130/80毫米汞柱，應增加量血壓次數。如持續增高，應咨詢你的腫瘤科醫生是否要服降血壓藥。除非高血壓太嚴重難以用藥物控制，一般不需要停用該化療藥。一旦治療結束，停用該化療藥後血壓會很快恢復正常。

注意事項 *(Things to avoid)*：

不要在活动后或情绪太激动时量血壓，因為正常人這時血壓也會升高。

何時求醫 *(When to see your doctor)*：

如持續高于 140/90 毫米汞柱或糖尿病及腎臟病患者高于130/80毫米汞柱，應及時告知你的主治醫生，考慮盡早口服合適的降血壓藥。服用降血壓藥期間應每天自測血壓並記錄下來。

C. 血液系統症狀 (**Hematological symptoms**)

　　血細胞主要包括白血球(white blood cells)、紅血球(red blood cells)和血小板 (platelets)。白血球包括粒細胞和淋巴細胞二大類。粒細胞又可進一步分為嗜中性粒細胞 (neutrophil)、嗜酸性粒細胞(eosinophil)和嗜鹼性粒細胞(basophil)。其中嗜中性粒細胞是最重要的抗感染白血球。骨髓是非常活躍的造血器官，每天都必須製造大量的新生細胞來更替衰老的血細胞。由於骨髓的這種功能特點，它很容易受到化療藥物的損害，使其造血功能突然下降，稱為骨髓抑制(bone marrow suppression)。主要表現為白血球、紅血球和血小板的數量減少，引起一系列相關的症狀。白血球減少最主要的危險是抵抗細菌、霉菌和病毒感染的免疫力下降，感染的機會大大增加。紅血球減少導致貧血，而血小板有重要的凝血功能，它的減少將導致出血。

由於各種血細胞的壽命長短不同，壽命短的血細胞譬如白血球和血小板減少的症狀會率先出現。通常發生在化療後的 7 到 14 天，然後逐漸回到正常。紅血球減少引起的貧血則通常發生較為緩慢。

1. 發 燒 (Fever)

許多抗癌藥會引起不同程度的骨髓造血功能下降，導致白血球減少和免疫功能低下，受細菌、霉菌和病毒感染的機會顯著增加。而發燒常常是感染的首發症狀。因此，化療期間一旦出現體溫超過華氏 100.5 度（攝氏 38 度），必須立即報告醫生，及時檢查治療。詳見嗜中性粒細胞減少症一節。

另一方面，還有許多其它原因也會引起發燒，常見的有腫瘤本身引起的發燒，尤其以淋巴瘤、白血病為多見，有些抗癌藥也會引起發燒，如干擾素(interferon)，美羅華(Rituximab)，alemtuzumab，骨磷(pamidro-nate) 和 Zometa 等等。因此，化療期間一旦有發燒，應及時求醫，找出病因，對症治療，以免延誤病情。

2. 中性粒細胞減少症 (Neutropenia)

白細胞計數是反映人體對抗感染的能力。白血球數目的正常範圍是 4000 到 10000。其中嗜中性粒細胞佔 50% 以上，即其絕對計數 (absolute neutrophil count，ANC) 2000 以上。如果嗜中性粒細胞絕對計數低于 1500，即稱為嗜中性粒細胞減少症。白血球減少是化療中常見的不良反應，最主要的危險是感染機會增加。感染可能是細菌、病毒或霉菌，其中細菌感染最為常見。如果感染沒有及時發現和治療，就可能危及生命。發燒常常是感染的首發症狀。所有的化療病人都應該被告知，如感覺與平時有異，自己應及時量體溫。一旦出現體溫超過華氏 100.5（攝氏 38 度）和其它下列相關症狀，必須立即報告醫生。

症狀 (Signs and symptoms)：

a. 口腔溫度高于華氏 100.5 度（攝氏 38 度）

b. 畏冷、寒戰、乏力、頭痛。

c. 咽痛。

d. 任何軀體部位的紅、腫、熱、痛。

e. 新出現的咳嗽、氣促。

f. 新出現的腹痛、腹瀉。

g. 排尿燒痛感。

h. 口腔潰瘍，疼痛。

解決辦法 *(Things to do)*：

a. 一旦出現體溫超過華氏 100.5 度（攝氏 38 度），必須立即和你的醫生聯系。

b. 周末或夜間聯繫醫生有困難時，應直接到急診室，告訴急診醫生你是癌症病患，正在接受化療，現在有發燒。醫生會檢查你的血常規(complete blood count, CBC)。如果你的白血球太低，醫生會馬上給你靜脈註射廣譜抗生素抗感染並收入醫院短期住院。

c. 和醫生聯繫上後，可以口服 Tylenol 降熱止痛。

d. 保持軀體溫暖。

e. 按醫囑服抗菌素等藥物。

f. 多飲水。保持口腔清潔，用軟牙刷刷牙，不要用普通硬牙刷。

g. 儘量避免可能傷及皮膚的活動。

h. 每天洗澡保持軀體清潔，便後洗手。

注意事項 *(Things to avoid）*：

a. 用電動剃須刀剃須，不要用刀片，以免割傷皮膚。不要用肛門溫度計。

b. 不要用任何灌腸劑。

c. 不要用任何肛栓劑藥物。

d. 不要用硬牙刷刷牙。

e. 避免清理花草和貓狗等寵物，尤其是寵物的排泄物，減少細菌和霉菌感染機會。

f. 避免進食未煮熟的食物包括雞蛋、蔬菜和水果(香蕉、桔子等易清洗剝皮水果除外)。

g. 應喝開水或瓶裝水，避免喝生水和自制未消毒新鮮菜汁和果汁。

h. 避免接觸有感染性疾病的患者。

i. 避免到人多擁擠的公共場所。

何時求醫 *(When to see your doctor）*：

口腔溫度高于華氏 100.5 度（攝氏 38 度）或有上述感染征象，必須立即報告醫生或直接到急診室檢查，以免病情迅速惡化。

3. 貧 血 (Anemia)

血色素（血紅蛋白，Hemoglobin）檢查是測定紅血球內有帶氧能力的蛋白質的含量。血色素的正常值範圍是男性：14-18 克/100 毫升(g/dl)；女性：12-16 克/100 毫升(g/dl)。血色素低于正常範圍稱為貧血。但有不少人血色素低到 10 克的時候還沒有異常的感覺。貧血在癌症病友中是很常見的。其常見原因包括化療副反應、癌症本身引起的骨髓功能抑制、出血和營養不良等等。

症狀 (Signs and symptoms)：

a. 疲勞、乏力。

b. 頭暈、頭痛。

c. 從坐位站立時感頭暈。

d. 皮膚、臉色蒼白。

e. 呼吸心跳加快。

f. 氣促、氣短、嚴重者可出現昏厥或誘發胸痛。

解決辦法 (Things to do)：

a. 注意白天增加休息時間。

b. 當你覺得無法像往常那樣正常工作生活的時候要告訴醫生。

c. 咨詢醫生，可以吃什麼食物和藥物以幫助提高血色素。

d. 嚴重者應按醫囑及時適量輸血。

e. 如有缺鐵性貧血，則應按醫囑服用鐵劑。

f. 如醫生抽血檢查發現有維生素 B12 或葉酸缺乏，可註射維生素 B12 和口服葉酸。

g. 如需要時按醫囑註射促紅細胞生成素（Erythropoetin, Procrit, Epogen 和 Aranesp）來促進骨髓製造紅血球，減輕貧血症狀，也減少輸血次數。

注意事項（Things to avoid）：

a. 不要過度勞累，應安排充份的時間休息

b. 由于重組促紅細胞生成素制品如 Procrit, Epogen 和 Aranesp 可能增加某些癌症的並發症和死亡率，尤其是可根治性腫瘤，美國藥物管理局(FDA) 建議不要用。因此，在註射促紅細胞生成素之前，要和你的醫生溝通看你是不是需要用這藥。

何時求醫 (When to call your doctor)：

a. 當你覺得疲勞乏力無法像往常那樣正常工作生活的時候要告訴醫生。

b. 胸痛。

c. 靜息的時候出現氣促、胸悶。

d. 出現眩暈或昏厥。

e. 出現血便或嘔血。

4. 血小板減少症 (Thrombocytopenia)

　　血小板有重要的凝血功能，它的數量減少容易導致出血。血小板數目的正常範圍是150000至400000/微升 (microliter, ˙l)。然而，有時候血小板數在 50000/微升時，血液凝固的能力還有可能是正常的。一般情況下，只有低到20000 至 30000/微升才有明顯出血的危險。白血病患者常常會有血小板減少。許多抗癌藥物會抑制骨髓制造血小板的能力，使血小板數量減少，病人會有出血的傾向，如皮膚粘膜、牙齦、消化道和泌尿道出血或月經過多等。

症狀 *(Signs and symptoms)*：

a. 任何軀體部位流血（口鼻出血、吐血、便血、尿血）。

b. 皮膚新出現的青紫或小出血點。

c. 嚴重的頭痛、頭暈。

d. 疲勞、乏力。

解決辦法 *(Things to do)*：

a. 用電動剃鬚刀而非刀片。

b. 用軟毛牙刷刷牙。

c. 停服任何會加重出血的藥如抗炎止痛藥物（常見的如 Naproxen， Ibuprofen， Aspirin 等）或其它抗凝血和抗血小板藥。

d. 及時求醫。

注意事項 *(Things to avoid)*：

a. 不要用刀片剃鬚。

b. 避免可能導致受傷的運動或活動。

c. 避免皮膚遭受各種尖銳物品的劃傷。

d. 避免任何肛栓劑、灌腸劑。

e. 避免用肛門溫度計量體溫。

f. 若沒有醫生同意，不要服會加重出血的藥如抗炎止痛藥物或其它抗凝血和抗血小板功能藥。

g. 不要接受推拿針灸，以免出血。

何時求醫 (When to call your doctor)：

如有任何出血現象，應及時求醫。

5. 深部靜脈血栓形成 (Deep Vein Thrombosis)

急性靜脈血栓是由于某些原因使病友的血液呈高凝狀態，異常凝血發生在靜脈血管内，堵塞靜脈，導致有血栓的靜脈發炎和該靜脈以下的血液淤積，不能回流心臟，出現局部紅腫熱痛。靜脈血栓分為淺表性血栓 (superficial vein thrombosis, SVT)和深部靜脈血栓(deep vein throbosis, DVT) 二種，淺表性者一般會自愈，預後比較好。只有少數會進展成深部靜脈血栓。而深部靜脈血栓則必須抗凝血治療，以免惡化。有時該凝血塊會脫落並隨血流通過心臟，最後到達肺動脈，堵塞肺動脈，導致肺栓塞 (pulmonary embolism)，患者會突然出現胸痛、呼吸困難，嚴重者可致命。常見原因包括癌症

本身、長期臥床、手術後、各種靜脈輸液導管
以及某些抗癌藥如 thalidomide 等。

症狀 (Signs and symptoms)：

　　靜脈血栓發生部位肢體局部水腫、發紅和
疼痛。常見部位在下肢，尤其是小腿肚。有時
也會發生在上肢，尤其靜脈插管部位。如發生
肺栓塞(pulmonary embolism)，則常出現突發胸
痛、呼吸困難。

解決辦法 (Things to do)：

a. 如有發生上述症狀，應立即求醫。

b. 按醫囑使用抗凝血藥。常用的有皮下註
　 射的低分子肝素如 enoxaparin (Lovenox),
　 dalteparin (Fragmin), 靜脈註射的
　 heparin(肝素)，還有口服的 warfarin
　 (Coumadin, 華法令)。如用口服華法令，
　 病友必須嚴格按時到醫院或診所查血，
　 根據血液檢查結果，調整華法令劑量。

c. 最近几年上市的新口服抗凝血藥
　 Apixaban (Eliquis，阿哌沙班), Riva-
　 roxaban (Xarelto 利伐沙班) dabigatran
　 (Pradaxa 达比加群)，則不必定期抽血

檢查和頻繁看醫生，方便不少。目前已廣泛應用。

d. 抬高發生水腫的肢體，以增加血液回流，減輕水腫。

e. 如水腫持續，可考慮白天穿戴彈力襪 (elastic compression stockings)。彈力襪可憑醫生處方到藥房買。多數保險會給付。

注意事項 (*Things to avoid*)：

a. 避免有靜脈血栓肢體發生外傷。

b. 避免在有靜脈血栓肢體放置新的靜脈輸液導管。

c. 應不時走動，避免長期臥床。

d. 如有較長旅行(飛機或汽車)，不要久坐不動，應經常下車走動，保持下肢良好血液循環。

e. 由于腫瘤引起的高凝狀態，癌症病友發生靜脈血栓的機率大大增加，如有住院或手術，應咨詢你的醫生要不要考慮低劑量抗凝藥入肝素 (heparin)或低分子肝素(low molecular weight heparin, Lovenox)

皮下註射或新口服抗凝血藥，降低發生率。

何時求醫 *(When to call your doctor)*：

a. 任何癌症病友如有上述症狀發生，應立即求醫。

b. 已有靜脈血栓者如出現突發胸痛、呼吸困難，務必立刻到急診室求醫。

D. 泌尿系統症狀 (Urological symptoms)

1. 尿路感染 （Urinary tract infection）

癌症病友在化療期間由于抵抗力降低，較易發生各種感染。尿路感染是比較常見的一種，尤其女性病友和老年男性病友。

症狀 *(Signs and symptoms)*：

a. 尿頻、尿急、尿痛或排尿燒灼感。

b. 腰痛。

c. 發燒、畏冷寒戰。

d. 尿色紅、渾濁、有臭味或血尿。

e. 排尿困難。

解決辦法 (Things to do) :

    a. 多飲水。

    b. 按醫囑服抗菌素。

注意事項（Things to avoid） :

    如有上述症狀，應及時就醫。

何時求醫 (When to see your doctor) :

    如有上述症狀，應及時就醫。

2. 性生活注意事項 (Sex life during chemotherapy)

    由于癌症引起的不適、化療的不良反應、性激素水平的變化，以及脫髮或手術後等外觀的改變，還有對自己的健康、家庭生活和財務的擔心和焦慮，再加上對性生活的誤解，不少病友患病期間會出現性慾降低和其它性功能障礙。其實，多數癌症已非絕症，病友在接受治療之際，一樣可以擁抱"性"福。如果病友併發有性功能障礙，也可尋求醫療人員專業協助或藥物治療，讓夫妻重拾魚水之歡。**在此強調以下幾點：**

a. 性生活也是抗癌生活品質的一部分，如有問題或疑問，不要羞于開口，應及時就醫。

b. 性生活並不會加重癌症病情或引起癌症復發。

c. 射精不會傷了元氣，更不會加劇癌症病情。

d. 癌細胞不會通過性生活傳給對方。

e. 放療的放射線不會藉性交或親吻傳給對方。

f. 禁慾對抗癌治療並沒有幫助。

g. 如就醫時最好夫妻或性伴侶一同看診，讓對方更了解病友的病情。

化療期間性生活注意事項 (What to do for safer sex during chemotherapy) :

a. 白細胞降低期間(指中性粒細胞數低于1000)應暫停性生活。

b. 化療期間性交和口交應戴避孕套。

c. 從化療開始至化療後三個月應採用可靠的避孕措施，具體避孕辦法應和你的主治醫生商量，看看哪一種更適合于你。

d. 性生活時應戴薄乳膠手套愛撫病友生殖器，乳膠手套用後應丟棄。

e. 如有陰道干燥需要用潤滑劑時，請只用水性潤滑劑 （water based lubricants）如 K-Y jelly， Sliquid H$_2$0, Astroglide personal lubrican, Surgilube lubricanting jelly 等等，不要用油性潤滑劑如 Vaseline 和其它含凡士林的潤滑劑 （petroleum jelly）。油性潤滑劑會損傷生殖器黏膜。

f. 如使用助性器，每次用後必須清洗干淨。

g. 女性病友如疑有可能懷孕，必須馬上告訴你的主治醫生，商量對策。

E . 神經精神系統症狀 （Neurological and psychiastric symptoms)

1. 疲 乏 (Fatigue)

疲乏是腫瘤治療中最常見的不良反應之一。疲乏原因很多，常見的有：腫瘤本身、貧血、化療藥物不良反應、憂鬱症等等。化療或腫瘤引起的疲乏和日常生活中感受的疲勞大為不同。

它常突然發生並比較嚴重，而且不會經過休息而完全緩解。有時可持續至化療後數月。由于抗癌治療引起的疲乏可顯著地影響病友的生活品質，不能小看。

症狀（Signs and symptoms）：

a. 感覺很累，非常乏力。

b. 覺得很想睡覺，睡眠時間增多。

c. 睡覺醒後仍覺得很累。

d. 失去做日常活動的欲望。

e. 不太註意自己的外表。

f. 註意力很難集中。

解決辦法（Things to do）：

a. 註意保存精力，保證足夠休息和睡眠，把精力用在最需要的地方。

b. 認真安排每天的活動計劃，把每天該做的事分在不同時間完成。不要想一次把所有事情都做完，以免過勞。

c. 應參加一些輕鬆的運動。

d. 吃較營養的食物和足夠飲水。

e. 請記住，疲乏僅僅是暫時的。一旦血細胞計數回復正常，疲乏會慢慢好轉。

f. 不要逞強，多讓家人或他人幫忙做家務事。

g. 如有貧血，應及時求醫，找出原因，按醫囑接受治療。貧血改善後，疲乏常常也跟著好轉。

注意事項（Things to avoid）：

量力而行，不要強迫做自己作不了的事。

何時求醫（When to see your doctor）：

a. 不能起床超過 24 小時。

b. 意識模糊。

c. 疲乏不斷加重。

d. 呼吸困難。

2. 憂鬱症 （Depression）

憂鬱症是癌症病友和家屬常常面臨的問題。大約四分之一的癌症病友患有憂鬱症。主要是因為發現自己患有癌症後，不少病友會有很大的心理壓力，這包括對身體狀況與將來預後的未知感和恐懼，對生命的無力感，遭受包括疼痛等癌症症狀和各種治療副反應的折磨，以及家庭生活、工作、社會地位和財務狀況的改變等等，這些情緒，身體和心理變化很容易誘發憂鬱症。除此以外，個別抗癌藥也可能誘發憂鬱症如干擾素（interferon）。如果憂鬱症比較嚴重時，會影響到每天的日常活動和生活以及對抗癌治療的信心。現在我們已有許多治療手段包括心理治療和藥物等對憂鬱、焦慮等症狀都相當有效。如果病患親屬朋友或病友自己感到有憂鬱、焦慮等問題時，應及時告訴你的主治醫生，詢求藥物治療和其他幫助，以免憂鬱症進一步惡化，影響抗癌治療。常用抗憂鬱症藥有 Fluoxetine (Prozac，氟西汀，百憂解），paroxetine (Paxil, 帕羅西汀），sertraline (Zoloft，左洛复，舍曲林），citalopram (Celexa, 氫溴酸西太普蘭），venlafaxine (Effexor, 文拉法辛，怡諾思），duloxetine (Cymbalta, 度洛西汀、欣百達），mirtazapine (Remeron，米氮平，瑞美隆），amitriptyline (Elavil, Endep, Vanatrip, 阿米替林、依拉維、氨三環庚素），doxepin (Sineuan, 多塞平膠囊、多慮平)和 bupropion (Wellbutrin, 安非他酮) 等等。

症狀 (*Signs and symptoms*)：

a. 一天的多數時間情緒都很低落,感覺頭腦空稀。食慾降低或食量大增。

b. 體重明顯下降或明顯增加。

c. 焦慮、煩躁。

d. 感覺做什麼都慢一拍。

e. 整天都感覺疲乏。

f. 罪惡感、無助感和無用感。

g. 很難集中精力思考、記憶和作決定。

h. 有自殺或死的想法,或打算自殺,或試圖自殺。

解決辦法 (*Things to do*)：

a. 把你的內心感受和恐懼向你的親友說出來。

b. 積極參加癌症病友支持組織,和有相同癌症的病友交流抗癌信息、心得和經驗,以增加抗癌信心。

c. 可試深呼吸和放松練習,每天多次(練習時閉上眼睛,深吸氣,先把注意力集中在身體的一個部位並慢慢放松然後逐漸擴展到全身。可從腳趾開始然後逐步

往上至頭部。放松時應想一些快樂的情
景如早晨的沙灘或春天的田野等等)。

d. 應主動詢求醫療幫助，和你的主治醫生
談藥物治療和其他幫助。可以考慮心理
科或精神科醫生會診。

注意事項（Things to avoid）：

a. 不要把自己的感受憋在心裡，不肯對人
訴說心裡的感受。

b. 請記住得了癌症有挫折感、悲傷、恐
懼、焦慮、煩躁、憂鬱等感受是很常見
的，千萬不要自責。

病友親屬注意事項（Things to do for family members and friends）：

a. 不要在對方還沒有做好心理準備的時候
強迫談其心理感受。

b. 如果病友有憂鬱症不要一味告訴他(她)
快樂起來，應盡早詢求醫療幫助，對症
治療。

何時求醫 *(When to see your doctor)* ：

a. 如有上述症狀四項以上並持續超過二周以上或任何上述症狀嚴重干撓病友的日常生活，應及時求醫。

b. 任何時候如果病友談到打算自殺，應馬上告知醫生。

c. 呼吸困難。

d. 大汗。

e. 煩躁不安。

如果你被診斷有憂鬱症該注意什麼 *(What to do if you are diagnosed with depression)*

a. 堅持服藥，通常要服藥三至四週才會見效。

b. 定期醫生隨訪，如果無效，應及時和你的醫生聯繫，更改治療方案。

c. 參加一些娛樂活動。

d. 現在我們有許多很有效的抗憂鬱症藥，多數病友的病情都能得到控制，因此要對治療有信心，積極配合醫生治療。

3. 末梢神經炎 (Peripheral neuropathy)

末梢神經炎(週圍神經損傷)，是比較常見的一種化療副作用。除個別腫瘤本身(如巨球蛋白血症、多發性骨髓瘤、肺癌等)會引起末梢神經炎外，多數情況下是由於化療藥物對週圍神經的破壞，導致其功能失常。常見抗癌藥有：cisplatin, carboplatin, oxaliplatin, paclitaxel、docetaxel, bortezomib, vinorelbine 和 vincristine 等等。有的末梢神經炎停藥後會逐漸好轉，但有的可能為永久性。此外，如果以後用到同類藥或有類似副作用的抗癌藥，則末梢神經炎可能復發或加重。如果病友已有糖尿病或其它疾病引起的末梢神經炎，上述這些化療藥可能會使它加重，應注意密切觀察或用別的方案。

症狀 (Signs and symptoms)：

末梢神經炎的症狀取決於受到損害神經的功能和嚴重程度。最常見的末梢神經損害為感覺神經損害。感覺神經主管疼痛、觸覺、溫度、空間位置和振動等感覺功能。它的損害會導致這些功能失常。這些異常一般僅發生在手腕部和踝部以下皮膚。常見的症狀有刺痛感、針刺感、指趾冰冷、燒灼感、觸電樣感、皮膚發麻及敏感度降低，甚至無法區分冷和熱。嚴重者可能會影響到手足的肌力和協調功能，出現肌肉痙攣和肌無力，甚至無法完成某些日常活動如扣鈕扣、踩車閘等。

解決辦法 *(Things to do)*：

a. 戴手套保護你的手。冷天氣要戴手套和穿厚襪子保護手腳。

b. 常做伸腰背和小腿的體操和散步等活動來幫助放鬆肌肉，保持肌肉的活動能力。

c. 按摩手腳對放鬆肌肉也很有益。按摩後要擦干手和腳上的潤滑油，以免打滑摔倒。

d. 室內樓梯、地板和浴室應鋪防滑毯，以免打滑摔倒。

e. 注意清理室內樓梯、走道的小玩具或尖硬的小東西，以免踩到受傷。

f. 洗澡時，應先用不怕摔壞的溫度計量水溫再進入洗澡，以免燙傷。

g. 洗碗碟時應戴乳膠手套。

h. 盡量用較輕便的不會摔壞的盃子和碗盤，減少受傷機會。

i. 在院子草地或車庫裡走動時應穿鞋，以免踩到尖硬物受傷。

注意事項 （*Things to avoid*）：

a. 避免用帶有輪子的椅子、桌子等家具，以免失控摔倒。

b. 避免使用電動割草機和其它電動車庫用具，以免受傷。

c. 奥沙利铂(Oxaliplatin) 引起的神经损害比较特殊，在此特别加以说明，以便病友和亲友家属有所准备，不至于惊慌失措。此药可引起急性和慢性两种神经炎。在用藥後頭 3 至 4 天，身體對寒冷會非常敏感。如呼吸入冷空氣或進食冰冷飲料食品， 會有呼吸困難，喘不過氣和吞咽困難的感覺。學名叫咽喉感覺異常 (pharyngolaryngeal dysesthesis)。如果手足接觸到冰冷物品，甚至門把，會有觸電的感覺，很不舒服。因此，用藥後當天和頭 3 至 4 天，如是夏天，不要直接對着空調冷氣；如在冬天，最好帶口罩或圍脖出門，並注意保暖。所有的飲料食品應是暖和的或室溫，不要進食冰冷

69

飲料食品。如必須到冰箱取東西，務必帶厚手套，減少不適。這些急性神经炎症狀三至五天後會自然消失，不會有後遺症。一旦症狀消失，可以恢復正常生活。

d. 慢性神经炎症狀則和其它藥物所致類似，用藥期間會逐漸加重。必要時要考慮減藥或停藥。停藥後多數會慢慢恢復正常。但個別病友停藥後神經麻木症狀可能加重。有的會持續很長時間，甚至要用藥來減輕症狀，詳見下節"何時求醫"部分。

何時求醫 (When to see your doctor)：

如出現上述症狀，應和你的主治醫生聯繫，按醫囑調整用藥。病情嚴重時可請你的主治醫生開一些藥如 gabapentin (Neurontin) 和 pregabalin (Lyrica)，duloxetine(Cymbalta 度洛西汀、欣百达) 減輕症狀。

70

F. 癌症疼痛的護理（Pain management）

　　癌症疼痛大慨是所有癌症病友最擔心和害怕的，也是最痛苦的，會極大地影響病友的生活質量。其實並非那麼可怕！！現在我們已有許多種效果非常好的止痛藥。這些藥可以按需要通過多種方式給藥，如口服、靜脈、肛塞、皮膚貼片、口含或髓內給藥，有藥片也有口服液及棒棒糖。只要及時求醫，按醫囑服止痛藥（長效或短效），並知道在什麼時候該服一些速效止痛藥控制臨時性疼痛。多數情況下癌症疼痛能得到比較滿意的控制，能夠維持較好的生活質量。癌症疼痛有多種，如陣發性，一天發作幾次；也可以是持續性，沒有間斷；或二者皆有；也有的是由於腫瘤刺激神經引起的神經疼痛；有時則可能是胃腸痙攣性疼痛或肌緊張；或僅僅是大便或小便不通。也可能是非常嚴重的心絞痛或腫瘤轉移到脊椎骨壓迫脊髓致腰背痛。因此，在開始服用止痛藥之前，應經過醫生詳細檢查，對症用藥；在任何時候如果疼痛性質或部位發生變化，尤其是新出現的腰背痛，

71

有時可能會是腫瘤轉移到脊椎骨壓迫脊髓神經，如不及時救治，會造成永久癱瘓，屬腫瘤科急症，應及時求醫，以免延誤治療，造成遺憾。

疼痛嚴重程度的評分估計標準：

當你告訴你的醫務人員你有疼痛時，他/她們會問你疼痛的嚴重程度和用藥後的改善程度，以便根據病情給合適的止痛藥。一般用數字 0 至 10 來表示疼痛的嚴重程度。如沒有疼痛，則為 0。數字越大，表示疼痛越嚴重。如果是你能想像的最劇烈的疼痛，則為 10。

0 代表沒有疼痛

1 至 2 代表不太舒服

3 至 4 代表輕度疼痛

5 至 6 代表相當痛，感受到折磨

7 至 8 代表劇烈疼痛

9 至 10 代表你所能想像的最劇烈的疼痛，或者說疼痛到了極點

常用止痛藥包括下面幾類：

a. 解熱鎮痛藥如：acetaminophen (Tylenol, 扑熱息痛, 對乙酰氨基酚)，aspirin (阿士

匹林），ibuprofen (Motrin 或 Advil, 布洛芬)，naproxen (Aleve) 和 ketoprofen 等。

b. 嗎啡類鎮痛藥 (narcotics, opioids)：主要為嗎啡和其它嗎啡類止痛藥。這類藥有許多種。短效的有：codeine（可待因），morphine（嗎啡），oxycodone（羟考酮，氨酚羟考酮），hydromorphone (Dilaudid, 二氫嗎啡酮，氫嗎啡酮)，levophanol (LeoDromora，左碼喃)，oxymorphone (Opana)，methadone（美沙酮）和 meperidine (Demerol，度冷丁)等；速效的濃縮液有嗎啡濃縮液和速效劑 (morphine concentrate) 如 Roxanol，Morphine-immediate release (MS IR)，羟考酮濃縮液和速效劑 oxycodone immediate-release (Oxy IR)，Oxy fast 等；長效的有則各種控釋片 morphine controlled-release(MS contin，嗎啡控釋片)，Oxycontin（奧施康定，長效羟考酮），Hydromorph Contin 和皮膚貼片 fentanyl patch (Duragesic，芬太尼貼片)。此外，還有棒棒糖 Actiq，口含片

Fentora 和 肛栓劑 morphine suppositories 等。

c. 解熱鎮痛藥和麻醉鎮痛藥混合劑如：Percocet，Roxicet，Tylenol #3 和 Vicodin 等等。

d. 其它如用於神經痛的的藥如 gabapentin (Neurontin，加巴噴丁)，pregabalin (Lyrica，普瑞巴林) 和 carbamazepine (卡馬西平)。

e. 局部皮膚貼片如 lidocaine patch (Lidoderm，利多卡因貼片)。

麻醉鎮痛藥的常見副反應：

a. 噁心、嘔吐。

b. 便秘。

c. 嗜睡。

d. 口干。

e. 排尿困難，尤其老年男性病友。

f. 呼吸抑制(大劑量時)。

應用止痛藥尤其是嗎啡類鎮痛藥止痛應注意以下事項：

a. 不要等到疼痛時才服藥。有些長效嗎啡類止痛藥必須按時服藥，才能達到較滿意的止痛效果；有時則可能在你活動之前要先服一些短效止痛藥，減少活動時引起的疼痛。因此，病友應嚴格按醫囑服藥而不要有痛時才服。

b. 許多病友很怕服嗎啡類止痛藥會成癮。許多研究表明，如果服用嗎啡類止痛藥是用來止痛，尤其是癌性疼痛，成癮極其罕見，不必擔心。

c. 不少病友擔心服太多嗎啡類止痛藥，以後藥會變得無效。嗎啡類止痛藥並不會因為你用過就變成不起作用。不過，用的時間長後，病友會變得耐受 (tolerance)，用量可能要增加，有些嗎啡類止痛藥的副作用會減輕。

d, 還有些病友總怕對醫生說太多病痛，不是好病人，醫生會生厭。在此強調一點，有病痛一定要讓你的醫生知道，千萬不要忍著。應及時求醫，查出原因，對症下藥，減少不必要的痛苦。要知道你的身體健康是最重要的！！！你要讓醫生了解你的病情，醫生才能幫你!

e. 服嗎啡類止痛藥期間，應注意保持大便通暢。可多喝水、果汁、吃水果蔬菜和運動。如有便秘，應及時和你的醫生溝通，盡早解決，避免嚴重便秘發生。根據需要可同時服通便藥(請見本書便秘一節)。

f. 如果疼痛無法用口服藥控制時，也可根據病情考慮用靜脈、皮下或肌肉注射、髓鞘外或髓鞘內用藥、放療或手術等解除疼痛。

g. 如已服大劑量長效嗎啡類止痛藥或用皮膚貼片 fentanyl patch (Duragesic) 一段時間的病友，千萬不要突然停藥，會誘發嚴重戒斷反應。應遵醫囑逐漸減量，最後停藥。

G. 皮膚症狀 (Skin complaints)

除了皮膚感染和個別腫瘤會引起皮疹外，

化療期間發生的皮疹和其它皮膚症狀多數與化療藥或其它藥物有關。幾乎所有的藥都有可能引起過敏反應，產生皮疹。此外，不少抗癌藥會引起一些與該藥有關的特殊皮膚指甲不良反應，也在此也簡單介紹一下。如要了解具體各個抗癌藥的不良反應詳情，請參考"化療藥物指南"一書有關章節。

常見皮膚症狀包括頭髮脫落、過敏反應皮疹、痤瘡樣皮疹、手足綜合症、皮膚色素沉著、太陽光過敏和指甲改變等。

雖然這些皮膚指甲不良反應一般不會危及生命，但會引起相當程度的不適，影響病友的日常生活和美觀，引起不必要的情緒緊張。用藥前應詢問清楚。用藥後如出現不良反應，應及早求醫。有的需要及時調整用藥，有的則需要改變生活方式如有光過敏者，避免在太陽下直晒等等。

1. 脫 髮 (Alopecia, Hair loss)

頭髮脫落是相當常見的化療副反應。主要是由於化療藥損傷毛發干細胞，使毛囊萎縮，頭髮容易在頭皮表面斷裂或從毛囊脫落。頭髮脫落的程度和時間主要和藥物的特性、劑量和給藥時間的長短有關。化療藥所致脫髮可以有頭髮變稀、部份脫落或全脫。通常以頭面部最明顯。停藥後絕大多數會很快重新長出。由於脫髮會引起病友外觀的變化，影響自信心、社交活動和情緒。化療前應和你的醫生討論和了解你的化療方案是否會引起脫髮，可能的嚴重程度如何，以便作好準備，不至於措手不及。

會引起較嚴重脫髮的化療藥有 bleomycin，busulfan，carboplatin，cisplatin，cyclophospha-mide，cytarabine，dacarbazine，dactinomycin，daunorubicin，doxorubicin，etoposide，idaru-bicin，ifosfamide，irinotecan，methloreth-amine，methotrexate，mitomycin，streptozocin，teniposide，topotecan，vinblastine，vincristine，vindesine 和 vinorelbine 等等。

解決辦法 (Things to do)：

a. 不要用太多洗髮香波(shampoo)。每 3 至 5 天用輕度，蛋白類的洗髮香波(mild, protein-based shampoo) 洗頭髮，然後用護髮素(hair conditioner) 洗頭，再用水沖洗干淨。盡量讓頭髮自然涼干。

b. 停用各種電卷髮器。盡量不要用電吹風機吹干頭髮。如必須用時，應把熱度調低。

c. 不要用染髮劑、頭髮固定劑等會使頭髮長期變形的美容化妝品。

d. 避免扎辮子、過多梳頭髮等。

e. 用較寬齒的梳子梳頭。

f. 睡覺時或平時可戴髮網以免頭髮掉落到處都是。

g. 戴帽子或塗防晒霜以免太陽燒傷。

h. 化療開始前考慮把頭髮先剪短些，這樣頭髮脫落時不會太明顯和突然。

i. 及早挑選一副合適自己的假髮！不要等到頭髮掉光了再去買假髮。假髮可憑醫生處方到藥房買，多數保險會給付，不用自己掏錢。

j. 目前已有不少腫瘤中心提供頭皮/頭髮冷凍儀器在化療的時候戴上，可以避免或減輕化療引起的脫髮。但有些保險公司可能不給報銷，要自己出錢。

2. 過敏反應 (hypersensitivity reactions)

　　過敏反應是由於藥物引起的過敏反應，主要表現為皮膚搔癢、發紅、蕁麻疹或多形紅斑，嚴重者可引起臉部潮紅、水腫、哮喘、呼吸困難甚至休克。幾乎所有的藥都有可能引起類似過敏反應。一般發生在給藥後半小時至數小時，通常會在數小時內消退。較容易引起過敏反應的抗癌藥：bleomycin，L-asparaginase，paclitaxel (Taxol)，docetaxel (Taxotere)，Erbutux，rituximab，carboplatin，oxaliplatin，interferon alpha 和 interleukin-2 等等。個別化療藥則有可能用幾個療程後才發生，如卡鉑(carboplatin)和奧沙利鉑(oxaliplatin)，尤其間斷一段時間後再次使用。此外，檢查癌症常用的電子計算機斷層掃描 (computer tomography scan，CT) 所用的靜脈照影劑(intravenous contrast) 也容易引起不同程度的過敏反應。

　　a. 如有發生上述症狀，應及時和你的醫生聯繫，嚴重者應打 911 急救。

　　b. 如有藥物過敏史者，應主動告訴醫護人員。

c. 如有靜脈照影劑過敏史者，每次檢查之前應告訴你的醫生。有嚴重過敏反應史者，應禁用。輕度過敏反應史者，如確有必要用靜脈照影劑，用前應在醫生指導下口服大劑量的糖皮質激素 (corticosteroid) 如 prednisone 或 dexamethosone 和抗過敏藥如扑爾敏(Benadryl)。用靜脈照影劑後要嚴密觀察有無過敏反應。一旦發生，要立刻求醫。

3. 手足綜合症 (Hand-Foot syndrome)

手足綜合症是較特殊的化療副反應，學名叫 palmar-plantar erythrodysesthesia。有些抗癌藥會損傷手掌和足底毛細血管微循環，引起該部位的皮膚發生病變，導致手掌和足底皮膚發紅、水腫、水皰形成和脫皮，稱為手足綜合症。但更具體的病理過程尚未完全明了。主要有兩大類藥。一類是氟尿嘧啶類如 capecitabine (Xeloda，希羅達)，tegafur(UFT)，fluorouracil (5-FU，氟尿嘧啶) 和 liposomal doxorubicin (Doxil，脂质体阿霉素) 所致的手足綜合症 (Hand-Foot syndrome, HFS)。另一類是由最新

81

的靶向藥如 sorafenib（索拉非尼），sunitinib（舒尼替尼），pazopanib (Votrient)，lenvatinib 和 Axitinib 等等引起的手足皮膚反應 (hand foot skin reaction，HFSR)。由于这兩種手足綜合症臨床表現和處理有所不同，在此分開細述。

目前尚沒有預防手足綜合症的辦法。如及時減量或停藥，多數會很快自癒。但如系 liposomal doxorubicin (Doxil)引起的，由於該藥在體內停留時間較長，停藥後可能還會加重一段時間。如以後重新用同一種藥，手足綜合症會復發。手足綜合症一般不會危及生命，但會引起相當程度的疼痛和不適，影響病友的日常生活和美觀。因此應及早發現，及時調整抗癌藥，以免進一步惡化，影響下一步化療。

病友們請注意，有不少其它抗癌藥也會引起類似皮疹，但不是手足綜合症，如 cytarabine，methotrexate，cyclophosphamide，mercapto-purine，paclitaxel，docetaxel 和 cisplatin 等。因處理方法可能有所不同，如有疑問，應及早求醫。

（1）希羅達（Xeloda）、氟尿嘧啶（5-FU）和脂质体阿霉素（Doxil）所致手足綜合症

症狀 (Signs and symptoms)：

一般發生在用藥 3 至 4 周以後。但也可能在 10 天左右就出現。開始時手掌和足膚感到燒灼感、刺痛，逐漸出現發紅、水腫。如果該抗癌藥繼續給藥，皮膚紅腫會進一步加重，並出現水泡，然後脫皮，通常伴有嚴重疼痛。

臨床上手足綜合症的輕重程度可分為三級（美國國立癌症研究所，NCI）。第一級（Grade 1）指輕度皮膚炎症如皮膚感覺麻木、針刺感、燒灼感、發紅、掉皮，但沒有疼痛，不影響日常活動；第二級（Grade 2）：中度皮膚炎症並有疼痛，但皮膚表面完整，日常生活開始受到影響；第三級（Grade 3）：皮膚症狀進一步加重，出現脫皮、水泡、潰瘍、水腫、出血並伴有嚴重疼痛。

解決辦法 (Things to do)：

a. 如有上述症狀，應及時告訴你的主治醫生，按醫囑減量、延長給藥間隔時間或停藥，以免加重。早期手足綜合症一般

停藥後 5 至 7 天即可見改善，較晚期則可能要 2 周甚至更長時間才會見效。

b. 保持病變皮膚濕潤。潤膚霜要選用不含酒精，適合干性皮膚的護理霜和保濕霜如 Eucerin cream， Cetaphil cream， Aquaphor healing ointment， Vanicream 等。請先把手掌和足底在冷水或溫水中浸泡 10 分鐘，然後再把潤膚霜塗在濕皮膚上，這樣可以把水份保留在皮膚表面，減少破損皮膚接觸到潛在的過敏源。

c. 對症狀較輕的部位，可用上述用護理霜和保濕霜。也可用含羊毛脂(lanolin)的油膏(salve)或軟膏(ointment)，效果不錯。常用的油膏或軟膏有：和 Udderly Smooth^{TM} (Redex Industries Inc., Salem, Ohio) 或 Bag Balm (Dairy Association Co., Inc., Lyndonville, VT)。

d. 及早求醫，按醫囑調藥。

注意事項 (Things to avoid)：

a. 用藥期間應穿寬鬆、柔軟、透氣性好的鞋和衣服。

b. 穿軟底鞋或網球鞋，不要太緊。

84

c. 不要用太熱的水洗澡和洗手腳。盡量用冷水或溫水。

d. 沐浴後不要用毛巾擦揉皮膚，而應用毛巾輕輕把皮膚拍干。

e. 不要暴露于高溫環境中如桑拿浴，日光浴或在太陽下暴晒。

f. 不要做讓手足皮膚受到劇烈磨擦的活動如跑步，長距離步行或搬重物。

g. 注意保護手足皮膚，避免外傷。

h. 坐臥時抬高手和腳。

i. 不要用含有激素類的軟膏如膚輕鬆等，一般無效。

何時求醫　(when to see your doctor)：

化療期間如有上述症狀，應及早和你的醫生聯繫，明確診斷，及時處理。

（2）抗血管生成酪胺酸激酶抑制剂相关的手足皮肤反应

索拉非尼(sorafenib, Nexavar)，舒尼替尼(sunitinib, Sutent)，pazopanib(Votrient) 和 Axitinib 這類藥引起的手足皮膚反應通常發生

在治療開始後的 6 周之內。但並非所有病人都會出現。如有發生，時間輕重也可能有很大差異。主要發生在受壓部位皮膚如手掌、腳後跟、前腳掌、足底、指間關節、手指和腳趾等。一般也是開始時皮膚感到燒灼感、刺痛、麻木、疼痛或壓痛，逐漸出現發紅、腫脹，皮膚變厚，變硬，起繭(茧)。然後起泡，破裂、脫皮。嚴重時會影響日常生活，如走路、穿衣、吃飯和洗澡。

嚴重程度也分為三級。一級(Grade 1)只有輕度皮膚症狀如紅、腫、皮膚變厚，變硬但沒有疼痛，日常生活不受影響；二級(Grade 2)則皮膚病變較嚴重，除有上述皮膚症狀，伴有疼痛，日常生活開始受到影響；三級(Grade 3)最為嚴重，出現起繭(茧)、脫皮、起泡、出血並有比較嚴重的疼痛，難以照顧自己的日常生活起居。

解決辦法 (Things to do)：

a. 用藥前應去掉手腳的老繭(茧)。

b. 穿寬鬆、柔軟、透氣性好的鞋和衣服。

c. 不要用太熱的水洗澡和洗手腳。盡量用冷水或微溫水。

d. 不要暴露于高溫環境中如桑拿浴，日光浴或在太陽下暴晒。

e. 沐浴後不要用毛巾擦揉皮膚，而應用毛巾輕輕把皮膚拍干。

f. 不要做讓手部皮膚受到磨擦的活動如用力拿螺絲刀或其它園藝工具。

g. 不要做讓手足部皮膚受到磨擦的活動如跑步，長距離步行或搬重物。

h. 注意保護手足皮膚，避免外傷。

i. 坐臥時抬高手和腳。

j. 保持手腳，尤其手掌、足底皮膚濕潤。潤膚霜要選用不含酒精，適合干性皮膚的強效護理霜和保濕霜如 Eucerin cream，Cetaphil cream，Aquaphor healing ointment，Vanicream，Udderly Smooth 等。請先把手掌和足底在冷或溫水中浸泡 10 分鐘，然後再把潤膚霜塗在濕皮膚上，這樣可以把水份保留在皮膚表面，尤其是有手足皮膚反應的部位。

如有上述症狀，應及時告訴你的主治醫生，按醫囑繼續服藥、減量、延長給藥間隔時間或停藥。

4. 痤瘡樣皮疹 (Acneform rash)

痤瘡樣皮疹主要見于抗表皮生長因子受體靶性藥如 erlotinib (Tarceva)，gefitinib (Iressa)，osimertinib (Tagriso)，cetuximab (Erbitux，C225)和 panitumumab (Vectibix)等最新抗癌藥。由於這些抗癌藥直接干擾上皮細胞的生長發育，引起皮膚改變，導致這種特殊的痤瘡樣皮疹。停藥後會很快消退。腎上腺皮質激素類藥、dactinomycin、大劑量 methotrexate 和 cyclosporine 等有時也會引起痤瘡樣皮疹。

症狀 (Signs and symptoms)：

主要表現為皮膚乾燥、搔癢、痤瘡樣皮疹，以面部、頸部和胸部多見，但也可發生在身體其它部位。一般為輕度至中度，個別會比較嚴重。此外，也常伴有指甲周圍病變如紅暈，水腫和疼痛。一般頭幾個月會比較明顯，以後多數會好轉。絕大多數病友不需要減量或停藥。

解決辦法 (Things to do)：

a. 清潔皮膚時應輕柔，要有較溫和的肥皂或浴液如 Vanicream, Dove 和 Cetaphi 等香皂。每天清洗最好不要超過二次。

b. 用溫冷水洗澡，不要用太熱的水。洗澡時浴液要清洗干淨。

c. 保持皮膚濕潤非常重要。潤膚霜要選用不含酒精，適合干性皮膚的強效護理霜和保濕霜(lotion) 如 Eucerin cream，Cetaphil cream，Aquaphor healing ointment，Vanicream，Udderly Smooth 等，穿較輕松涼快柔軟的衣服，避免太緊或厚重的衣服。

d. 不要在太陽下暴晒或日光浴，出門要戴帽子並塗防晒霜，要用 SPF 15 或更高防晒系數的防晒霜。

e. 如有皮膚搔痒，用上述護膚霜效果不佳時，可試用 Sarna 強效護膚霜或 Regenecare gel 等。

f. 這種痤瘡樣皮疹雖看起來像普通的痤瘡，但實際上並不是，千萬不要用專門治療痤瘡的藥。它們可能會讓皮疹加重。自用任何藥之前，請務必先和你的主治醫生商量。

何時求醫 (*When to see your doctor*)：

a. 如皮疹較嚴重，要及時求醫，按醫囑使用局部外用藥如 clindamycin gel（林可霉素、克林霉素軟膏）, hydrocortisone cream（羥化可的松軟膏）, 口服抗生素如 doxycycline（強力霉素）等，極個別可能要調整抗癌藥，控制症狀。

b. 停藥之前一定先咨詢你的醫生，不要自己停藥。

c. 皮膚搔癢嚴重時，應及時求醫，考慮口服抗組氨類藥如扑爾敏（Benadryl）。

5. 皮膚色素沉著 (hyperpigmentation)

皮膚色素沉著是由於某些抗癌藥或其代謝產物刺激黑色素細胞制造更多的黑色素，使局部皮膚變黑。一般發生在開始用藥後 2 至 3 星期，並會持續至用藥後 10 至 12 星期。皮膚色素沉著一般在停藥後都會自然消退。常見抗癌藥有 doxorubicin(阿霉素)，danuorubicin(柔紅霉素)，cyclophosphamide(環磷酰胺)，bleomycin(博來霉素)，busulfan(白消安)，melphalan(馬法蘭)，etoposide(依托泊甙)和 fluorouracil(氟尿嘧啶)等。每種抗癌藥引起的皮膚色素沉著部位可能有所不同，常見部位有指甲、口腔粘膜、靜脈注射部位，甚至全身。至於為什麼不同藥會引起不同部位皮膚色素沉著，目前尚不太清楚。以下簡要介紹常見抗癌藥引起的皮膚變化：

a. Doxorubicin：會使黑色素沉著在指甲、手指關節、口腔粘膜、舌頭，甚至全身。

b. Danuorubicin：色素沉著多見于指甲、舌頭、粘膜、靜脈，甚至全身。

c. Bleomycin：主要見于指甲、關節、抓癢部位、驅干和給藥靜脈處。

d. Busulfan：多為全身性色素沉著，如頸項部、乳頭、上半身驅干和腹部等。

e. Cyclophosphamide：常見部位有指甲、舌頭、牙齦或全身性色素沉著。

f. Fluorouracil：沿給藥靜脈匐行色素沉著、手掌和指間關節或全身性色素沉著。暴露在太陽或放射治療部位皮膚顏色會加深。

g. Melphalan：一般僅見指甲橫紋色素沉著。

h. Etoposide：以口腔粘膜、舌頭色素沉著多見。

i. Carmustine（BCNU, 卡氮芥） and mech-lorethemine（氮芥，局部用藥）：主要為局部接觸性皮炎後的色素沉著。

6. 光過敏反應 (photosensitivity)

光過敏反應時指在用藥期間如身體被陽光或貨外線直接照射，受照部位皮膚會出現類似太陽光燒傷，導致皮膚紅、腫、水皰形成，隨後會脫皮和色素沉著。目前已知不少抗癌藥會引起光過敏反應，常見的有 dactinomycin，doxorubicin，bleomycin，dacarbazine，fluorou-racil，methotrexate 和 vinblastine 等。除此以外，某些抗菌素、止痛藥、抗憂鬱藥、利尿劑、抗過敏藥也可能引起光過敏反應。病友如正在用這些抗癌藥，應注意以下幾點：

a. 在戶外活動時，應注意保護皮膚，避免陽光或紫外線直接照射，尤其是早上 10 點至下午 3 點期間。

b. 在戶外活動時，應穿戴合適的衣服和帽子。

c. 在戶外活動時，應塗防晒霜（sunscreen）。防晒霜的防晒指數（sun protection factor, SPF）應至少 15 以上，並在外出前 15 至 30 分鐘塗上。中途可能需要重複塗防晒霜（請按所用防晒霜說明使用）。

7. 指甲改變（nail changes）

有不少抗癌藥會引起指甲或甲床改變，如指甲黑色素沉著、變藍色或部份指甲和甲床分離(onycholysis)等。會引起部份指甲和甲床分離的常見抗癌藥有 docetaxel (Taxotere)，doxorubicin，fluorouracil，belomycin 和 hydroxyurea。靶向藥如 erlotinib (Tarceva)，gefitinib (Iressa) ，osimertinib(Tagriso)，cetuximab (Erbitux, C225) 和 panitumumab (Vectibix) 等最新抗癌藥也可能引起甲和甲床炎症。而可能引起指甲色素沉著的抗癌藥有 doxorubicin，bleomycin，cyclophosphamide，daunorubicin 和 melphalan。除此以外，個別抗癌藥會引起指甲變藍，如 mitoxantrone，doxorubicin 和 fluorouracil 等。這些症狀停藥後會都慢慢恢復正常。只要病友心中有數，就不會太緊張。

H. 免疫檢查點免疫療法副作用注意事項

免疫檢查點免疫療法（checkpoint inhibitors, CTLA-4， PD1，PD-L1 抗體)是通過這些抗免疫檢查點單克隆抗體有效的阻斷癌細胞逃避免疫系統破壞的通路，從而激活患者自身的免疫系統，使其攻擊腫瘤，殺滅癌細胞。對於不少癌症，已經取得了令人鼓舞的效果。有不少免疫療法藥物已經在世界範圍內被批准，還有更多的免疫療法藥物處於臨床研究階段。與其他治療方法相同，它們也能夠在治療患者的同時帶來一些副作用，甚至非常嚴重的副作用。由於免疫療法與化學療法的作用原理不同，所以其副作用也與相關的常規治療方法的副作用不同。大家要有所了解，隨時注意，發生時及時和主治醫生聯繫，及時處理。絕大多數的副作用都能夠通過適當的治療來控制住，避免加重。多數時候可以繼續免疫治療，有時可能要暫停免疫治療。主要的治療藥是免疫抑制藥物如皮質類固醇藥 Abatacept，Mycophenolate, Intravenous immunoglobulin (IVIG), Alemtuzumabm，Infliximab 與抗組胺藥，它們能夠很有效的抑制炎症的過度反應。用這些藥務必在醫生指導下使用，千萬不要自作主張亂用。

不良反應：

a. 疲勞是最常見的副作用，同時還會可能有發燒，發冷，噁心與注射部位的反應。

b. 嚴重的輸液反應：發冷或寒戰、瘙癢或皮疹、呼吸困難、頭暈、發熱。

c. 免疫性肺炎：新發或加重的咳嗽；胸痛；氣短。

d. 免疫性結腸炎：可能導致腸道內的炎症或穿孔。包括：腹瀉或排便次數多於平常；便血和腹部嚴重（腹部）疼痛或壓痛。

e. 免疫性肝炎：皮膚或眼睛變黃；嚴重噁心或嘔吐；腹部右側的疼痛（腹

部）；嗜睡；尿黃（茶色）；皮膚容
易出血或瘀血；常有飢餓感。

f. 免疫性內分泌疾病（特別是甲狀腺，
垂體，腎上腺和胰腺）：激素腺體不
能正常工作，包括：持續頭痛或不尋
常的頭痛；極度疲勞，體重增加或減
少；眩暈或昏厥；情緒或行為的變化，
如性行為減少，煩躁或健忘；脫髮、
感冒、便秘；聲音改變、口渴或尿多。

g. 免疫性腎臟問題：包括腎炎和腎衰竭。
包括：尿量減少；尿液中的血液、腳
踝腫脹和食慾不振。

h. 免疫性皮膚炎：這些問題的跡象可能
包括：皮疹、瘙癢、皮膚起泡和口腔
或其他粘膜中的潰瘍。

i. 免疫性腦炎：包括：頭痛、發熱、疲
倦或虛弱混亂、記憶問題、嗜睡、幻
覺、癲癇發作。

j. 其他器官的問題：視力的變化；嚴重
或持續的肌肉或關節疼痛和嚴重的肌
肉無力。

注意事項：

a. 有可能對胎兒有危害，用藥期間不要懷孕。

b. 定期檢測甲狀腺功能。

c. 治療期間如果到急診室看病，一定記得告訴急診醫生你在用免疫療法，要求急診醫生和你的腫瘤科醫生聯繫。

I. 如何避免醫療失誤和服錯藥（How to prevent medical errors）

醫療失誤，尤其是服錯藥或因同時服用多種藥物，導致藥物相互作用，增加藥物的毒性或降低藥效。此外，如果有藥物過敏史而沒有及時告訴醫護人員，可能導致嚴重過敏反應，甚至危及生命。這些都是病友們最不願意發生在自己身的。但是，由於醫患之間溝通不良，這種事情時有所聞，甚至可以說經常發生。為了避免這些醫療失誤發生，病友應做到以下幾點：

a. 每次看醫生時，請把你正在服用的所有藥品(包括非處方藥和中草藥)一起帶到診室，好讓醫生親自核對了解你的服藥情況。也可以把你的所有藥品寫在一張單子上(包括藥名、劑量和服法)，每次帶來。

b. 隨身攜帶一張單子列出你不能服的藥名，並注明原因。每次看醫生或給藥護士時，請他們過目，了解你的情況。

c. 醫生給你處方時，應問清楚藥名、劑量、服法、食物飲料禁忌和可能的副作用。

d. 在聽完醫生交代後，你最好能向他(她)複述一遍，看看你是否真正理解清楚。

e. 如果你的身體狀況不允許或你的語言能力有限，應找一位親友和你一同去看醫生或要求醫院診所提供翻譯。

f. 如有任何疑問，應向你的醫生護士或藥劑師詢問清楚，千萬不要羞於開口！！

g. 如果需要的話，你可以要求你的醫生護士把你的病情簡單寫下(如診斷病名、化療方案和具體化療藥等)或把有關材

98

料復印一份(如病理報告、血液檢查結果和影像學檢查結果等)給你，以備萬一你到別處急診，讓急診醫生知道你的病情。

h. 隨身攜帶你的主治醫生的聯繫電話。

三、癌症病友常用醫學網站
(Common medical websites for cancer patients)

1. 美國國立癌症研究所癌症信息網站 (National Cancer Institute)

http://www.cancer.gov

服務電話 1-800-4-CANCER (800-422-6237)

　　美國國立癌症研究所癌症資料庫內有絕大多數癌症的最新完整資料包含病因、診斷、治療和預後等，每種癌症都分成給醫生看的資料和給病友看的較易懂的資料二種。本網站裡有許多權威的腫瘤知識包括病因、診斷、治療、康復以及最新的癌症研究成果和正在進行的臨床試驗。對病友會有不少幫助，請多加利用。

2. 美國癌症協會（American Cancer Society）

www.cancer.org

服務電話 1-800-227-2345

　　這是美國最重要的癌症研究教育機構之一。著名的美華防癌協會就是她的分機構之一。網站裡有許多對癌症病友非常有用的信息。在這裡也可以查到癌症各個方面的資料，值得常常來看。

3. 美國臨床腫瘤學協會（American Society of Clinical Oncology）癌症信息網站

http://www.cancer.net

服務電話 1-888-651-3038

美國臨床腫瘤學協會是全球最大的癌症科醫生專業組織。該網站是由腫瘤專科醫生所寫的專門給病人的癌症信息，內容很豐富實用。

4. 美國癌症醫療機構網絡 (National Comprehensive Cancer Network)

www.NCCN.org 病友指南

http://www.nccn.org/patients/default.asp

中文版指 http://www.nccnchina.org/

該網絡聯合全美十九所最大最重要的癌症醫院和研究所，負責編寫各種權威的癌症臨床治療指南。這些治療指南已被全球癌症科醫生廣泛採用。最近該網絡和美國癌症協會一道編寫出一套供病人使用的治療指南，並有中文版指南，對病友幫助不小，不能不看。

5. 醫學文獻搜尋網站（**PubMed**）

http://www.ncbi.nlm.nih.gov/sites/entrez

　　系美國國立醫學圖書館創立的全球最大、最權威的醫學文獻庫搜尋網站。在這裡可以查到絕大多數已在醫學雜誌上發表的醫學和生物學文獻的摘要內容和出處。只要打入相關的關鍵詞即可查到，極其方便。

6. 美國癌症存活者聯盟（**The National Coalition for Cancer Survivorship)**

www.canceradvocacy.org

服務電話 1-877-NCCS-YES

　　這是一個由癌症存活者自己創立的全美組織。主要幫助支持患癌病友、普及防癌治癌知識，為癌友爭取權益。該網站內容也很不錯。

7. 癌症關懷網站（**Cancer Care**）

www.cancercare.org

服務電話 1-800-813-HOPE

　　為一非營利的組織，專門提供癌症教育，研究和病友服務。

8. 中國抗癌協會網站 (Chinese Anti-Cancer Association)

http://www.caca.org.cn/

9. 癌症资源网

http://www.crm.org.tw/Center_List.aspx?ID=1

　　台灣"癌症資源網"是為了讓癌症病友及家屬擁有一個快速、簡易，暢通的直接服務窗口與空間，由專業的醫療專業人員，在第一時間內提供癌症病友及其家屬必要的協助如諮詢以及轉介等服務，使其在罹患癌症的重大衝擊後，能儘快恢復對生活的掌控感，儘早開始接受正規治療，並使罹患癌症的個人以及家庭，能在治療後順利地返回社區。癌症病友或家屬有任何問題，只要找到這個窗口，由護理人員協助評估、溝通、協調，就可快速的獲得所需的服務，以減少癌症病友及家屬們不必要的奔波。

10. 香港癌症基金會

http://www.cancer-fund.org/tc/cancer_links.html

11. 香港防癌會

http://www.hkacs.org.hk/content/index.php

12. 中文香港鼻咽癌患者資訊網

http://www.npc-patients.org/sc/index.html

13. 蘇珊寇門乳癌基金會（Susan G. Komen Breast Cancer Foundation)

www.komen.org

服務電話 1-800-I'M AWARE

14. 新希望华人癌症关怀基金会

https://www.newhopecancer.org

www.ingramcontent.com/pod-product-compliance
Lightning Source LLC
Chambersburg PA
CBHW071217200326
41519CB00018B/5564